DESDE LA REVOLUCIÓN DEL ADN A LA PRÁCTICA CLÍNICA ACTUAL:

Alicia Ruiz Cosío.

Evangelina Cerra Calleja.

Desde la Revolución del ADN a la práctica clínica actual.

Primera edición: Octubre 2016.

Edita:

Alicia Ruiz Cosío. Especialista en Medicina familiar y comunitaria.

Evangelina Cerra Calleja: Especialista en Medicina familiar y comunitaria

Agradecimientos: a María González, amiga y compañera de profesión .

ISBN:978-84-617-5733-6

Prólogo:

En este libro se intenta describir cómo se empezó la práctica de la medicina hace años, hasta llegar a lo que hoy en día hacemos o debemos de hacer los médicos en la práctica diaria de las consultas de atención primaria.

En realidad podemos ver que hay mucha diferencia gracias a los importantes avances de la medicina afortunadamente para nosotros , pero hay algo que se mantiene en todas las épocas y es inalterable: "El paciente".
La necesidad de acompañar, sanar y paliar el dolor del paciente.

"La medicina es y seguirá siendo una ciencia difícil, un arte delicado, un humilde oficio y una noble misión " (Santiago Ramón y Cajal, premio Nobel de medicina, 1952-1934).

Indice de Capítulos:

Capítulo 1:

Breve historia de la medicina:

Dra. E. Cerra Calleja

La Medicina en la prehistoria: paleolítico y neolítico:

Las enfermedades y la medicina han estado presentes en la historia de la humanidad desde hace muchos millones de años, incluso antes de que apareciesen los primeros textos científicos.

Las primeras muestras de sanación ya las encontramos en la prehistoria, en el paleolítico, en concreto en el Homo Erectus ,que solamente se diferencia del Homo Sapiens por su menor tamaño craneal. En los restos encontrados en tumbas, cuevas se han podido analizar los restos óseos y restos fosilizados.

No es mucho lo que se conoce de las enfermedades de estos antepasados y de las formas que utilizaban de curación. Lo que más conocemos por los restos arqueológicos es lo relacionado con la patología ósea. Se han hallado amputaciones, artrosis, osteomas, osteomielitis, craneoestenosis, microcefalias, meningiomas, etc.

Además, es conocido que practicaban la técnica de la trepanación craneal, esta técnica la usaban para descargar la presión intracraneal o para extraer fragmentos cortantes como hachas, piedras u otras armas.

Era una operación sencilla pero muy dolorosa y que se podía realizar con una incisión circular con una objeto afilado como una piedra hasta lograr un fragmento redondo de hueso frontal o de hueso parietal. Se conoce que algunos sobrevivieron a ésta técnica y aparecen en zonas geográficas distintas, en América, Asia y Europa.

Se cree que la trepanación también era usada con fines mágicos o religiosos por ejemplo para ahuyentar los malos espíritus. Permitir que estos espíritus que atormentaban al hombre primitivo, abandonaran el cuerpo.

Por otra parte hay que comentar también que en el hombre primitivo se encontraton enfermedades infecciosas transmisibles. En las rocas han aparecido bacterias fosilizadas hace 150 millones de años.

No conocemos como trataban las enfermedades, unicamente se conoce la técnica de la trepanación, todo lo demás son especulaciones.

Finalmente en el Neolítico (La edad de piedra), el hombre comienza a con la ganadería y la agricultura y es de suponer que entre las plantas cultivadas se encontraran las medicinales.

Llegados a este punto parece que los hombres se fueron agrupando en círculos culturales con sus características propias de cada área geográfica.

Se distinguen sobre este punto los 4 círculos culturales de Robert Fritz Graebner (1877-1934), antropólogo alemán. Propuso que existe un número limitado de círculos culturales, en concreto señala 4 círculos con características individuales y especiales distintas.

Grupo 1: cazadores, nómadas y colectores, constituidos por australianos, bosquimanos y pigmeos. En estos grupos todo gira en torno a la magia, la utilización de hechizos que creen ser causa de la enfermedad y la muerte.

En estos pueblos que creen en el hechizo como fenómeno causante de la salud, piensan que la enfermedad se produce porque en el cuerpo del sujeto alguien ha introducido un objeto (objeto-enfermedad). El médico es un hechicero y utiliza la magia para la sanación.

Grupo 2: pueblos de cazadores, pescadores y ganaderos. Geográficamente se localizaban en Europa, Asia y América.

En estos pueblos , todo lo concerniente a la salud gira en torno al alma del sujeto, que se encuentra en las vísceras: corazón, hígado, riñones, etc, que se evade del cuerpo, durante el sueño, por traumatismo, o por la influencia de un chamán.

Los chamanes ejercían de sacerdotes y de sanadores al mismo tiempo. Las creencias consistían en que cuando el alma abandonaba el cuerpo se produce la enfermedad. Este se encarga con sus ritos de devolver el alma a su persona.

Grupo 3: pueblos agrícolas, sedentarios, matriarcales. Surgieron en el sureste asiático, África y Amazonas.

En estos pueblos resalta la figura del "animismo", por el que la enfermedad está producida por la acción de un "alma o espíritu" maligno, que penetrada en el enfermo y toma posesión del cuerpo o algún órgano. Para ello se conoce que utilizaban ritos que se basaban en lograr la expulsión del "mal espíritu". Se conoce que utilizaban sangrías, fumigaciones, emisión de ruidos,exorcismos, amuletos y talismanes.

Grupo 4. Pueblos que practican el nomadismo estacional, la pesca, y la ganadería. Su estructura es patriarcal y tribal es el totem (animal guardian).

En estos pueblos también aparece el pensamiento mágico, apareciendo el concepto de "tabú" como algo que se debe evitar ya que se relaciona con la enfermedad o la muerte. También está presente en ellos la figura del sanador y los rituales para evitar el tabú

La Medicina en Grecia y Mesopatamia:

Mesopotamia, situada entre entre el Éufrates y el Tigris, al suroeste asiático se utiliza por primera vez la escritura. Allí se construyen las primeras ciudades y allí en las ruinas de la ciudad de Nippur se encontraron los primeros escritos de la primera farmacopea en unas tablillas de madera.

Para los médicos de esta época la enfermedad podía ser debida a un castigo de los dioses por consecuencia del pecado o por fenómenos sobrenaturales.

En mesopotamia los médicos se clasificaban en 3 tipos: El "Baru" o máxima categoria de entre los médicos, eran los sabios y se pronunciaban sobre la causa y evolución de la enfermedad. El "Ashipu" el médico que invocaba a los espíritus para que abandonasen el cuerpo del enfermo.

El "Asu", éste era a todos los efectos el médico sanador, el práctico o el que utilizaba los remedios en forma de plantas, medicinas y los que intervenían quirúrgicamente si era necesario.

La aparición de la racionalidad en la medicina ocurrió por primera vez en Grecia en los siglos IV y V a.c. Aquí comenzó la medicina que después se practicó en toda Europa. Para los griegos la medicina y el cuerpo humano comienza a tener un significado lógico y práctico, ya no se trataba de algo divino si no de una alteración del organismo. Comienzan los pensadores pre-hipocráticos e hiprocráticos. Dentro de los pre-hipocráticos destaca la escuela de Pitágoras. Según este los seres están compuestos de 4 elementos en diferentes proporciones: agua, aire, tierra y fuego. El desequilibrio de estos compuestos es el que lleva a enfermar , por lo tanto creían que se conseguía sanar a través de la conducta correcta.

Dan importancia al alma , por lo que las intervenciones quirúrgicas estaban prohibidas.

Finalmente Hipócrates (380-460 a.c) con su obra "Corpus Hipocráticum" comienza la verdadera práctica de la medicina Griega. Se le conoce como el padre de la medicina.

Es Hipócrates el primero en manifestar que la verdadera causa de la enfermedad no se debe a la ofensa de unos dioses sino al desequilibrio de los 4 humores esenciales que son: sangre, flema, bilis amarilla y bilis negra. Es la primera vez que se separa la enfermedad de las creencias religiosas y las causas divinas.

Comienza la historia clínica como tal, el enfermo es observado y se recoge por escrito. De cabeza a pies, se observan los órganos de los sentidos y se comienza con la auscultación (colocando la oreja al pecho del paciente) y la palpación con las manos.

La invención de la auscultación con estetoscopio o fonescoscopio aparece años mas tarde gracias al invento del Dr. René Théophile Hyacinthe Laennec (1781-1826).

El corpus hipocrático consiste en el unos 70 libros sobre : carácter general del médico, textos de anatomía, dietética, patologías, razonamientos terapéuticos, quirúrgicos, ginecológicos-obstétricos y pediátricos.

El famoso texto del Juramento Hipocrático fue posterior a estos textos redactado por Hipócrates y contiene como todos sabemos los principios éticos del médico y es un documento de gran valor histórico presente en todas las graduaciones de las promociones de licenciados en medicina.

"Juro por Apolo, médico, por Asclepio, Higienia y Panacea y pongo por testigos a

todos los dioses y diosas, de que he de observar el siguiente juramento, que me obligo

a cumplir en cuanto ofrezco, poniendo en tal empeño todas mis fuerzas y mi

inteligencia.

Tributaré a mi maestro de Medicina el mismo respeto que a los autores de mis días,

partiré con ellos mi fortuna y los socorreré si lo necesitaren; trataré a sus hijos como a

mis hermanos y si quieren aprender la ciencia, se la enseñaré desinteresadamente y

sin ningún género de recompensa.

Instruiré con preceptos, lecciones orales y demás modos de enseñanza a mis hijos, a

los de mi maestro y a los discípulos que se me unan bajo el convenio y juramento que

determine la ley médica, y a nadie más.

Estableceré el régimen de los enfermos de la manera que les sea más provechosa

según mis facultades y a mi entender, evitando todo mal y toda injusticia. No accederé a pretensiones que busquen la administración de venenos, ni sugeriré a nadie cosa semejante; me abstendré de aplicar a las mujeres pesarios abortivos.

Pasare mi vida y ejerceré mi profesión con inocencia y pureza. No ejecutaré la talla, dejando tal operación a los que se dedican a practicarla.

En cualquier casa donde entre, no llevaré otro objetivo que el bien de los enfermos; me libraré de cometer voluntariamente faltas injuriosas o acciones corruptoras y evitaré sobre todo la seducción de mujeres u hombres, libres o esclavos.

Guardaré secreto sobre lo que oiga y vea en la sociedad por razón de mi ejercicio y que no sea indispensable divulgar, sea o no del dominio de mi profesión, considerando como un deber el ser discreto en tales casos. Si observo con fidelidad este juramento, séame concedido gozar felizmente mi vida y mi profesión, honrado siempre entre los hombres; si lo quebranto y soy perjuro, caiga sobre mí la suerte contraria".

La Medicina en el mundo occidental medieval:

La medicina experimenta en la edad media un gran cambio. Comienza la enseñanza reglada en las universidades, data en Sicilia con Rogelio II en 1140.

Se adoptaron además algunas medidas sanitarias dirigidas a evitar el contagio y propagación de enfermedades y se crean los primeros centros o instituciones sanitarias para enfermos si recursos económicos.

La asistencia sanitaria se desvincula de la influencia eclesiástica y la asistencia médica comienza a ser un asunto político. El médico tenia una posición social y académica elevada. Había pocos médicos y sus honorarios eran elevados por lo que eran poco accesibles a la gente humilde. Como método diagnóstico además de la exploración general se usaba la inspección de la orina.

Se insistía mucho en la dieta para tratar y prevenir las enfermedades, siendo los caldos, la leche y huevos los mas usados para ello. La farmacológica estaba representada por plantas exclusivamente.

En esta época se seguían usando los rituales mágicos, así la alquimia y la astrología eran las mas difundidas. La cirugía se reservaba unicamente para situaciones graves como traumatismos, fracturas, heridas, abscesos; reducir, amputar, cortar,cauterizar, etc. Se comienzan a realizar en esta época aunque con poco éxito la cirugía de cataratas, reducción de hernias y extracción de cálculos de la vesícula.

Se empieza a plantear un nuevo reto en la medicina para los cirujanos: vencer el dolor. El alcohol,el beleño,el cáñamo,el opio o el acónito, fueron ensayados para calmar el dolor entre otros compuestos. La planta mas usada en la edad media fue la mandrágora.

Se usaba esta planta mezclada con opio y beleño, que se empapaban en un paño y se ponía en contacto con las fosas nasales y mucosa bucal.

Desde la edad media llegamos mas tarde al renacimiento (hacia el siglo XV).

Esta época de la historia se caracterizó por las grandes epidemias como la peste, el tifus,la viruela,la lepra, la sífilis, la gonorrea,etc por lo que lo encontrado en los textos de medicina renacentistas está encaminado a combatir la infección.

De esta época es también la técnica de catéter urinario usado para los cólicos nefríticos.

Por otra parte los médicos comienzan la visita de enfermos en domicilio.

Llegamos al siglo XX , a principios de 1900 y las muertes por enfermedades infecciosas se encontraban en el primer puesto (50%) , seguidas de las enfermedades cardíacas y tumores.

Se inicia en la primera década de siglo el uso de las hemotransfusiones y el conocimiento de los serotipos sanguíneos como hoy los conocemos (A,B,AB,O).

En la segunda década de siglo la evolución será por el descubrimiento de las vitaminas y de la insulina. Hacia 1930 se realiza la vacunación contra la tuberculosis y la difteria.

Finalmente en la cuarta década comienza la verdadera lucha contra la enfermedad y los agentes patógenos infecciosos con el descubrimiento de la penicilina y las sulfamidas. En los años 50 y 60, a la vez que se avanza en los nuevos antídotos (estreptomicina, cloromicetina, aureomicina), aparece entonces la isoniazida, importante agente antituberculoso.

También hacia los años 50, en el campo de la genética ocurre un hallazgo de gran magnitud científica cuando se descubre la dotación normal de cromosomas en el hombre, pronto se halla la trisomía 21 (causante del Síndrome de Down) y otras alteraciones cromosómicas. A finales de los años 60 se realizan las primeras pruebas de amniocentesis del líquido amniótico.

Con respecto al Cáncer, muchos han sido los avances ocurridos en la evolución de los años.

Desde las técnicas de diagnóstico usadas, empezando por la radiografía hasta llegar a la tomografía computarizada, pasando por la PAAF (punción con aguja fina), citologías y análisis de biopsias. El avance de los agentes quimioterápicos nuevos, radioterapia e inmunosupresores han contribuido a reducir la mortalidad y aumentar la supervivencia de las personas con tumores.

Para finalizar este capítulo de la historia de la medicina (breve, porque daría para un libro), llegamos a finales de siglo XX con un gran avance en la medicina que es la biología molecular, lográndose tres grandes descubrimientos:

1. La identificación del ADN,como material genético de las células.
2. La determinación de la estructura física del ADN (la doble hélice)
3. La interpretación del código genético en las secuencias del ADN.

Capitulo 2:

Qué es el ADN, introducción a la genética y teorías de la evolución:

Dra. A. Ruiz Cosío

El ADN es un ácido nucleico.

Los ácidos nucleicos son macromoléculas conocidas como polímeros (varias cadenas), formados por la repetición de monómeros (1 cadena), llamados *nucleótidos*, unidos mediante enlaces de proteínas. Se forman, así, largas cadenas o polinucleótidos, lo que hace que algunas de estas moléculas lleguen a alcanzar tamaños gigantes (de millones de nucleótidos de largo), las moléculas más grandes que se conocen.

El descubrimiento de los ácidos nucleicos se debe a *Miescher* en la década de 1860.

Este científico aisló de los núcleos de las células (zona central de la célula), una sustancia ácida a la que llamó *nucleína*, nombre que posteriormente se cambió a *ácido nucleico*.

Existen dos tipos de ácidos nucleicos: ADN (ácido desoxirribonucléico) y ARN (ácido ribonucléico), que se diferencian en:

1.   El azúcar que contienen: la desoxirribosa en el ADN (ácido desoxirribonucléico) y la ribosa en el ARN (ácido ribonucleico).

2.   Las bases nitrogenadas que contienen: adenina, guanina, citosina y timina en el ADN, adenina, guanina, citosina y uracilo en el ARN.

3.   La estructura del ADN es de doble cadena (una hélice), mientras que la estructura del ARN es monocatenaria (una sola cadena).

4.   La masa molecular o peso molecular del ADN es generalmente mayor que la del ARN.

Estructura de la Doble Hélice :

En los cromosomas estas moléculas se arreglan en estructuras más compactas en las que la doble hélice se enrolla sobre sí misma. En el caso de las bacterias, la molécula de ADN de más de un milímetro de longitud se arregla dentro de la bacteria que sólo tiene una longitud de una micra (o sea es una longitud mil veces menor).

El ARN es un filamento de una sola cadena, no forma doble hélice. La presencia de un oxígeno en la posición 2' de la ribosa impide que se forme la doble cadena de la manera en que se forma en el ADN.

El filamento de ARN se puede enrollar sobre sí mismo mediante la formación de pares de bases en algunas secciones de la molécula.

La estructura de la doble hélice para el ADN fue originalmente propuesta por los científicos *Watson y Crick* en 1953, postulando que la secuencia en la cual se encuentran las bases a lo largo de la molécula de ADN es lo que contiene la información genética. No existe ningún impedimento que limite la secuencia de bases, cualquier base puede seguir a cualquier otra.

Con estas bases, propusieron el mecanismo de duplicación del ADN por medio del cual, las dos células hijas provenientes de una división celular contienen copias idénticas del ADN presente en la célula que se dividió. A la duplicación del ADN se le conoce con el nombre de *replicación.*

"Gen" fragmento de ADN que lleva la información para un determinado carácter. Se encuentran alineados en los cromosomas.

El genoma humano está constituido por menos de 30.000 genes. La mayoría del ADN está constituido por secuencias repetitivas que se han ido incorporando a lo largo de la evolución. Estas secuencias se denominan ADN basura y su función se desconoce.

La diferencia del genoma con otras especies es menor de lo que se esperaba.Compartimos un 98.5% del genoma con los chimpancés. Además entre humanos las diferencias genéticas no superan un 0.01%.

Propiedades del ADN:

Entre las funciones y propiedades del ADN podemos resaltar que :

1.   El ADN controla la actividad de la célula.

2.   En ciertos casos, comúnmente derivados del caso anterior, el ADN puede llegar a tener cierta conductividad, según un estudio realizado.

3.   Es el que lleva la información genética de la célula, ya que las unidades de ADN, llamadas genes, son las responsables de las características estructurales y de la transmisión de estas características de una célula a otra en la división celular. Los genes se localizan a lo largo del cromosoma.

4.   El ADN tiene la propiedad de duplicarse durante la división celular para formar dos moléculas idénticas.

5.   Capacidad de mutación: justificando los cambios evolutivos de las especies.

Introducción a la genética y a su gran pionero:

La ciencia de la genética nació en 1900, cuando varios investigadores de la reproducción de las plantas descubrieron el trabajo del monje austriaco Gregor Mendel, que aunque fue publicado en 1866, había sido ignorado en la práctica hasta ese momento. Mendel, que trabajó con la planta del guisante, describió los patrones de la herencia genética en función de siete pares de rasgos contrastantes que aparecían en siete variedades diferentes de esta planta.

Observó que los caracteres se heredaban como unidades separadas, y cada una de ellas lo hacía de forma independiente con respecto a las otras.

Señaló que cada progenitor tiene 2 pares de unidades pero que sólo aporta una unidad de cada pareja a su descendiente. Más tarde, las unidades descritas por Mendel recibieron el nombre de genes.

Poco después del redescubrimiento de los trabajos de Mendel, los científicos se dieron cuenta de que los patrones hereditarios que él había descrito eran comparables a la acción de los cromosomas en las células en división, y sugirieron que las unidades mendelianas de la herencia, los genes, se localizaban en los cromosomas.

Ello condujo a un estudio profundo de la división celular.

Cada célula procede de la división de otra célula (Watson y Crick). Todas las células que componen un ser humano derivan de las divisiones sucesivas de una única célula, el cigoto, que se forma a partir de la unión de un óvulo y un espermatozoide. La composición del material genético es idéntica en la mayoría de las células y con respecto al propio cigoto (suponiendo que no se ha producido ninguna mutación).

Cada célula de un organismo superior está formada por un material de aspecto gelatinoso, el citoplasma, que contiene numerosas estructuras pequeñas. Este material citoplasmático envuelve un cuerpo prominente denominado núcleo. Cada núcleo contiene cierto número de diminutos cromosomas filamentosos.

Los cromosomas varían en forma y tamaño y por lo general se presentan en parejas.

Los miembros de cada pareja, llamados cromosomas homólogos, tienen un estrecho parecido entre sí. La mayoría de las células del cuerpo humano contienen 23 pares de cromosomas (21 autosomas y 2 cromososas sexuales)

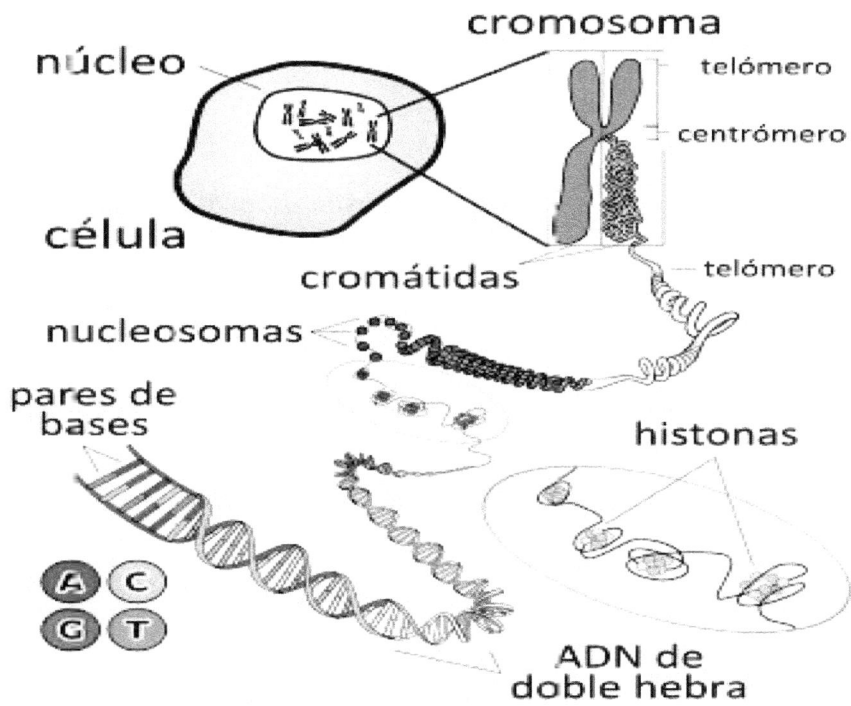

cromosoma

núcleo

telómero

centrómero

célula

cromátidas

telómero

nucleosomas

pares de bases

histonas

ADN de doble hebra

A C
G T

ADN plegado dando lugar a los cromosomas dentro de la célula.

Teorías de la evolución:

TEORÍA DE PREFORMISMO

Surge en 1694 y postulaba que en el interior del espermatozoide existía un pequeño hombrecito que se denominó como homúnculo y que tras la fecundación sólo debía crecer.

Otros científicos postulaban que este homúnculo yacía dentro del óvulo y éste le proporcionaba el medio adecuado para poder crecer posteriormente. Swammerdam y Bonnet postularon que dentro del óvulo estaba toda la información de descendencia de una mujer.

Hasta un filósofo de la época, Leibnitz, dijo que era Dios quien había armado todo este sistema desde el principio. Luego, con el avance de la tecnología se determinó que lo que había dentro del espermatozoide no era un hombrecillo sino que una estructura llamada *acrosoma* que contiene enzimas, quienes ayudan en la fecundación.

TEORÍA DE LAMARCK
(Herencia de los caracteres adquiridos,1809)
Se basa en que el uso constante de un músculo provoca un mayor desarrollo del mismo, así como la práctica de una cierta actividad refuerza el órgano o estructura que la realiza y también en que existe una tendencia a que los hijos se parezcan a sus padres.
Con este postulado podríamos decir que los cambios ocasionados por el ambiente en el organismo o los caracteres adquiridos se heredan de padres a hijos, incluso si el ambiente no es el mismo que provocó el cambio en los progenitores.

Fue Lamarck el primero en postular una teoría seria sobre la evolución. Según él, el cuello de las jirafas se iba alargando a través de las generaciones debido a que trataban de coger las hojas de los árboles que se encontraban más altas. Este alargamiento del cuello se transmitía a las generaciones siguientes.

TEORÍA DE LA PANGÉNESIS

(Teoría del origen de las especies de Darwin, 1809-1882):

El primero en postular esta teoría fue Aristóteles y luego Charles Darwin la retomaría Darwin trató de explicar la similitud que los padres tienen con sus hijos por medio de una simple especulación que sostenía que cada órgano y estructuras del cuerpo producía pequeños rudimentos o gémulas que por vía sanguínea llegaban a las células sexuales o gametos. Cuando ambos gametos, el masculino y el femenino, se originaba un nuevo organismo, este contenía gémulas de ambos progenitores, lo que explicaría la similitud entre padres e hijos.

F. Galton, posteriormente realizó transfusiones de sangre entre conejos blancos y negros. Si la hipótesis de la pangénesis era verdadera, entonces los conejos que nacieran deberían ser negros con blanco. Sin embargo nacieron conejos de un solo color: negros, grises o blancos. Estos resultados hicieron falsa la hipótesis de la pangénesis.

1. **Aplicaciones de la genética en la vida diaria:**

2. La producción de fármacos como la insulina para los diabéticos y el interferón que es una sustancia usada en el tratamiento de ciertas enfermedades víricas como por ejemplo la hepatitis C.

3. Terapia génica: es el futuro en el tratamiento de determinadas enfermedades genéticas introduciendo material genético en el organismo a través de un vector celular en laboratorio.

4. Diagnóstico clínico: detección de enfermedades antes de que aparezcan los primeros síntomas como en la enfermedad de Alzheimer o determinados tumores.

5. Aplicaciones en agricultura y ganadería: la fabricación de los transgénicos en agricultura ha permitido crear nuevas especies y ampliar las producción, resistencia a plagas y herbicidas. En ganadería se ha conseguido aumentar la producción de carne o de leche en lugar de utilizar hormonas para el engorde.

6. Aplicaciones ambientales:

- Biorremediación : Los vertidos de petróleo y sus derivados son un grave problema ambiental . Algunas bacterias y hongos poseen genes que les permiten degradar de forma natural los hidrocarburos .

- Bioadsorción: consiste en la obtención de cepas de bacterias capaces de fijar ciertos metales en la superficie de sus células. Útiles para retirar iones tóxicos de suelos contaminados, enriquecer fangos activos de las depuradoras de aguas residuales con cepas capaces de acumular grandes cantidades de metales, fabricar biofiltros para retener determinados tóxicos.

7. La reproducción asistida: métodos utilizados para aquellas personas que presentan dificultades en la fecundación.

8. La clonación: de células madre y tejidos.

9. Pruebas de paternidad y medicina forense.

En datos económicos :

Hasta hace poco, la técnica de secuenciación de <u>ADN</u> más común consistía en aislar un fragmento del genoma, crear múltiples copias del mismo (mediante la técnica de PCR o polimerasa en cadena), y secuenciarlo (es decir, leer la secuencia de bases que componen el fragmento). Esta técnica llamada Método de Sanger, ha permitido realizar enormes avances en la investigación sobre el cáncer y otras enfermedades hereditarias, así como en muchos campos de la Biología (conservación, biodiversidad, evolución, etc.). Esta técnica tiene limitaciones: es relativamente cara, lenta, y sólo permite secuenciar fragmentos cortos de ADN.

Pero las cosas han cambiado. Hace algunos años, la compañía farmacéutica Roche desarrolló una nueva técnica llamada piro-secuenciación, que permite la secuenciación masiva de millones de fragmentos de ADN de una forma muchísimo más rápida y barata que el tradicional Método de Sanger.

Poco después, otras compañías farmacéuticas y de biotecnología comenzaron a desarrollar técnicas similares.La idea subyacente es la misma para todas: se coge un genoma, se trocea en millones de fragmentos pequeños, se secuencian todos esos fragmentos a la vez, y luego se usa un ordenador para juntar todos los fragmentos en el orden adecuado y reensamblar el genoma original. La diferencia entre todas estas técnicas es el principio químico que usan para secuenciar el ADN.

En conjunto, estas técnicas se llaman Técnicas de Secuenciación de Nueva Generación. Técnicas más baratas, rentables y competitivas.

El Proyecto Genoma Humano, que se inició en 1990, y cuyo objetivo era la secuenciación y ensamblaje completos del genoma de un ser humano, duró 11 años, 20 grupos de investigación de diversos países trabajando en conjunto, y varios miles de millones de dólares. Hoy en día, con un secuenciador del laboratorio Illumina, un sólo investigador puede secuenciar hasta 100 genomas humanos en menos de dos semanas, y con un coste de unos 200 dólares por genoma.

La cantidad tan ingente de datos de secuencias de ADN que se están generando, está permitiendo nuevos descubrimientos y avances científicos a un ritmo nunca visto antes.

Está cambiando la forma en que se hace investigación en Medicina, ayudando por ejemplo a entender enfermedades hereditarias de las que antes no se sabía prácticamente nada, o a entender cómo un tumor se desarrolla en cáncer. Pero no sólo en Medicina se está viviendo una revolución.

En muchas ramas de la Biología se está avanzando mucho, y campos como la Genética de Poblaciones, la Biología de la Conservación, y muchos otros, se están viendo enormemente beneficiados.

<u>Conclusiones de uno de los mejores avances del siglo XXI:</u>

Ha surgido una revolución científica y médica. No se trata solo de un cambio teórico, cada uno de nosotros se verá afectado por ella y muchos de nosotros lo ha sido ya.

El significado de la enfermedad, nuestra comprensión del cuerpo humano y las decisiones cruciales sobre lo que todos necesitamos saber y qué decisiones tomamos cuando nuestra salud está en juego.

Bienvenido al nuevo mundo de la medicina personalizada. Tan solo en Estados Unidos veintiún millones de personas padecen una de las llamadas enfermedades raras, de las que hay detectadas más de seis mil, y muchas de las cuales son principalmente atribuibles a genes mal codificados.

Además, prácticamente todas ellas tienen un componente hereditario importante.

Todos hemos leído historias en los medios de comunicación acerca de mujeres que se están haciendo pruebas para ver si tienen una mutación que derivará en un cáncer de mama, o miembros de una familiar que corren grandes riesgos de enfermedad cardíaca.

Sin embargo, la revolución es mucho más fundamental que esto: la diabetes, enfermedades del corazón, los cánceres comunes, enfermedades mentales, el asma, la artritis, el Alzheimer, y muchas más, todas estas enfermedades tienen ahora sus secretos al descubierto. Ahora, con una simple prueba, estamos en condiciones de conocer los secretos de nuestro propio ADN.

El ADN y su manipulación llegaron para quedarse y cambiar el mundo. Y cambiar la justicia. Eso hace de la ciencia algo único.

En el tema de la identificación humana el salto ha sido espectacular ya que se utiliza para el terreno forense o en las pruebas de paternidad. La justicia ahora mas que nunca, estará para cumplirla.

Desde hace unos pocos años se está viviendo una auténtica revolución en todos los campos de la investigación biomédica. Y aunque la mayoría de la gente probablemente no lo sepa, ya se están viendo grandes avances.

Cosas como la medicina personalizada, o la farmacogenómica, están empezando a ser una realidad.

La "era de la genómica" ha llegado para quedarse.

Capítulo 3:

La medicina basada en la evidencia:

Dra. A. Ruiz Cosío

La medicina basada en la evidencia es, en esencia, una estrategia de aprendizaje y formación continua que intenta estrechar la brecha entre la investigación y la práctica clínica. En los últimos cuarenta años el progreso de las ciencias posibilitó la comprensión de muchos de los procesos biológicos que antes eran solo conjeturas, como así, las formas de tratamiento. La información que aparece día a día es sumamente vasta, por lo que para cualquier médico es imposible estar absolutamente al día.

Por esta razón es de suma importancia la educación en la forma de priorizar la información y en la evaluación de las fuentes de tal información.

Cuando se habla de la mejor evidencia disponible, se refiere a la que proviene de estudios relevantes de investigación clínica que, una vez evaluados, sean aplicables a la práctica médica cotidiana.

El primer paso y, quizás, el mas importante, es la formulación de la pregunta.

La mayor dificultad radica en nuestra habilidad para ser lo mas específicos posible en la pregunta, la intervención y el resultado que se va a evaluar.

La metodología para la determinación de la pregunta incluye 3 pasos:

El primero es el reconocer lo que uno no sabe, el segundo es determinar el tipo de déficit de conocimiento (grieta, solucionable con preguntas específicas de una situación particular; o déficit global, solucionable con la consulta a un libro de texto por ser un tema mas amplio).

El tercer y ultimo paso es, finalmente, formular la pregunta.

A continuación, se debe buscar la información. Además de las fuentes clásicas, como libros de texto y otros profesionales, existen muchas citas en bases de datos en Internet (MEDLINE) y en las revistas médicas y científicas.

Además, hay otras bases de datos como las revisiones sistemáticas de Cochrane, que incluye la información ya evaluada críticamente y comentada, lo que ahorra mucho tiempo al lector.

A pesar de que la medicina basada en la evidencia aporta una herramienta de gran utilidad en la práctica, no en todos los casos es ventajosa la información. Hay veces en que la evidencia disponible es contradictoria, o simplemente no existe. La evidencia encontrada puede no adaptarse a a situación de los pacientes, o bien, sus condiciones pueden no ser reproducibles. Por esto es importante no tomar como dogmáticos los principios de la medicina basada en la evidencia.

Razonamiento médico y diagnóstico:

Al evaluar un paciente, el medico intenta reconocer las evidencias externas que proveen el interrogatorio, el examen físico y los estudios diagnósticos. La meta deseable consiste en definir el verdadero estado del paciente. Si bien este conocimiento no es imposible, en la mayoría de los casos el medico trabaja con incertidumbres.

En una etapa temprana, los primeros datos que se generan de un paciente se desencadenan en una hipótesis.

Esta hipótesis inicial de la situación del paciente se va confirmando o descartando y reemplazando a medida que el interrogatorio y los exámenes van aconteciendo. Así, se van generando unos pocos diagnósticos que al final de la consulta nos dan las directivas para continuar: no haciendo nada, obteniendo mas información por estudios, o directamente tratando sin información adicional.

La heurística (del griego *heúristko*, arte de inventar) es un proceso mental que nos permite estimar probabilidades a partir de la experiencia previa, inconscientemente (Patrones de solución de problemas; M. Rubinstein, 1975).

Este modelo de pensamiento se basa en 3 principios:

-        La **representatividad**, en cuanto a la probabilidad de que el evento suponga las características de tal o cual enfermedad.

-        La **disponibilidad** es el proceso cognitivo por el cual la probabilidad de un evento se determina por la facilidad con que se recuerda.

-        Por último el **anclaje y ajuste** implica la capacidad de realizar una estimación

22

inicial que luego se va ajustando a las características especiales del paciente.

La heurística y sus principios, sin embargo, posee sesgos que deben ser evitados en todo lo posible.

La representatividad posee los sesgos de desconocimiento de la probabilidad previa, uso de hallazgos clínicos poco precisos como predictores, uso de predictores redundantes, uso inadecuado de la regresión a la media como evidencia diagnóstica y comparación con experiencias pequeñas y poco representativas.

La disponibilidad posee los sesgos de sobreestimación o subestimación de la probabilidad de condiciones poco frecuentes.

Los sesgos de anclado y ajuste incluyen el anclado incorrecto y el ajuste insuficiente.

Interpretación de los estudios diagnósticos y toma de decisiones:

Los médicos usan constantemente los métodos diagnóstico. Entre ellos se incluyen también el interrogatorio, el examen físico y los estudios de laboratorio. Todos pueden contribuir a brindar mayor información y a dilucidar la incertidumbre que el médico tiene acerca del paciente.

La falta de un criterio para acercarse a la verdad, puede dar como resultado una información a veces inútil o redundante. La formulación de preguntas abiertas y cerradas debe estar ordenada en pos de generar información cuantitativa y cualitativamente útil. Las preguntas abiertas generan hipótesis de diagnóstico, mientras que cerradas deben servir como prueba diagnóstica para aumentar el caudal de información y así, descartar o afirmar su hipótesis.

Cada prueba diagnóstica tiene, lo que se dice, características que pueden definirse de la siguiente forma:

· La **tasa de verdaderos positivos o sensibilidad** es la capacidad de detectar a un paciente enfermo.

La **tasa de verdaderos negativos o especificidad** es la capacidad de confirmar en individuos sanos la ausencia de un enfermedad.

· **Tasa de falsos negativos (VPN O valor predictivo negativo).**

· **Tasa de falsos positivos (VPP o valor predictivo positivo) .**

Estas características se consideran constantes en cada estudio. Sin embargo situaciones pueden provocar fallos en estas características por variaciones en el operador o, bien, por diferencias en los estadios de la enfermedad.

Historia Clínica orientada al problema:

El registro de la información a través de la HCOP (Historia Clínica Orientada al Problema) es un elemento fundamental. Una historia clínica de buena calidad es esencial para la evaluación de los servicios de salud y la determinación de las mejores opciones en el cuidado médico

Para esto, la historia clínica debería:

· Estar disponible toda vez que se necesite

· Sea de fácil lectura, compresión y qué esté redactada en lenguaje familiar.

· Qué esté organizada y permita hallar los datos fácilmente.

· Qué informe sobre la evolución del paciente.

· Qué contenga información confiable en situaciones legales.

La historia clínica orientada al problema, está estructurada en 4 partes: La lista de problemas, la base de datos, los planes iniciales y las notas de evolución.

- La **lista de problemas** es la parte mas importantes de la historia clínica, por esto se ubica en la primera página. Se los suele clasificar en agudos y crónicos, y debe ser un registro periódico de los problemas del paciente.

- La **base de datos** es similar a una fotografía del paciente en el momento en que inicia su HC. Incluye información de rutina y específica del problema. Esto evita el registro de información redundante. Una parte de esta base de datos es el genograma (ver mas adelante).

- El **plan inicial** determina el camino a seguir para cada problema, esto incluye los procedimientos diagnósticos, el monitoreo de constantes, el tratamiento y la educación sobre cada uno de los programas de salud.

- Las **notas de evolución** deben ser breves y realizarse en cada visita del paciente. Se debería organizar en cuatro tipos de información: Subjetiva, objetivo, evaluación y del plan de seguimiento.

Genograma:

La familia, muchas veces, es un recurso de información útil para el diagnóstico y, a la vez, es una ayuda para el manejo de los problemas. Existen diez aspectos importantes acerca de la historia familiar que tienen relevancia en el aspecto clínico: los patrones de género, el ciclo vital familiar, los patrones intergeneracionales, la dinámica familiar, el contexto religioso y cultural, las enfermedades genéticas de la familia, la adaptación de la familia a la enfermedad y a los cambios, los recursos familiares y los eventos críticos.

El genograma no solo aporta a la relación medico–paciente–familia, sino que también revela información importante acerca del mismo paciente que servirá de guía para la entrevista clínica.

Con frecuencia, el hecho de compartir el genograma con el paciente le permite a este último reflexionar sobre los patrones de su familia, y así, mejorar su situación o realizar intervenciones.

A continuación se dan las pautas para la graficación del genograma, el uso de dibujos facilita la lectura y la interpretación para el lector.

Bases y fundamentos de la práctica de la medicina familiar :

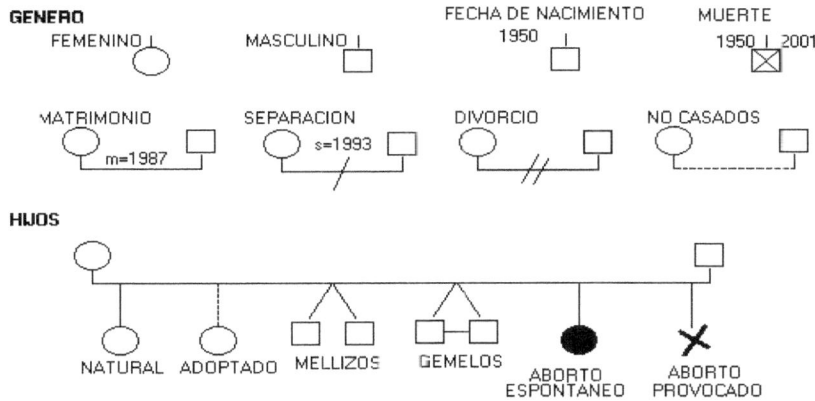

GENERO

FEMENINO   MASCULINO   FECHA DE NACIMIENTO 1950   MUERTE 1950 | 2001

MATRIMONIO m=1987   SEPARACION s=1993   DIVORCIO   NO CASADOS

HIJOS

NATURAL   ADOPTADO   MELLIZOS   GEMELOS   ABORTO ESPONTANEO   ABORTO PROVOCADO

RELACIONES FAMILIARES

UNIDOS   MUY UNIDOS O FUSIONADOS   FUSIONADO Y CONFLICTIVO

DISTANTE   CONFLICTIVO   APARTADOS O SEPARADOS

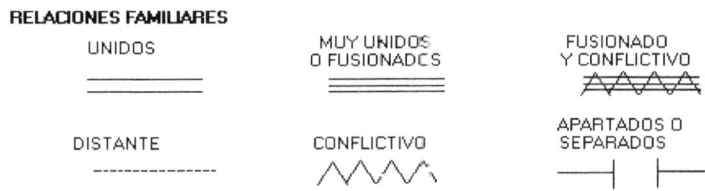

La atención primaria es el cuidado esencial de la salud basado en métodos prácticos, científicamente sólidos y socialmente aceptables, y tecnológicamente accesible para los individuos y familias de la comunidad.

Los componentes de la AP incluyen:

· Educación para la salud.

· Promoción del abastecimiento de alimentos y agua potable.

· Promoción de los servicios sanitarios básicos .

· Atención de la salud materno-infantil, incluyendo la planificación familiar.

· Inmunización.

· Tratamiento de lesiones y enfermedades comunes.

· Provisión de medicamentos esenciales.

Estos servicios son otorgados no solo por médicos sino por una amplia gama de profesionales.

La Medicina Familiar, se ocupa de los problemas de salud frecuentes en los individuos, familias o comunidades, independientemente de la edad o del órgano o sistema afectado.

El medico de familia es, en esencia un generalista genérico. Así, integran distintos componentes:

- PRIMER CONTACTO: básico para la determinación del procedimiento a seguir, sin las interpretaciones unidireccionales de un especialista.

- ACCESIBILIDAD: El acceso debe estar facilitado para mejorar el diagnóstico y el tratamiento.

- CONTINUIDAD Y LONGITUDINALIDAD: La continuidad es propia del medico de familia, como seguimiento a lo largo de tiempo y no solo de un tratamiento particular.

- ATENCIÓN INTEGRAL: No solo se limita al diagnóstico y tratamiento de dolencias o enfermedades, sino también al establecimiento de una relación medico-paciente-familia.

- COLABORACIÓN Y TRABAJO EN EQUIPO: El medico de familia tiene que estar preparado para la derivación del cuidado de ciertos pacientes en otros profesionales de la salud.

- ORIENTACIÓN FAMILIAR Y COMUNITARIA: Busca la adaptación de la persona enferma en su propio ambiente y así optimizar el tratamiento sin olvidar el contexto familiar y las problemáticas psicosociales.

Prevención en la práctica clínica

La prevención es el acto por el cual se pretende evitar que algo suceda. Las prácticas preventivas se realizan en tres momentos o niveles:

-La **prevención primaria** comprende la protección y promoción de la salud antes de la aparición de una patología.

-La **prevención secundaria**, en cambio, comprende el diagnóstico y tratamiento temprano, en general en el paciente asintomático y disminuye la morbimortalidad.

-La **prevención terciaria** se realiza con el fin de rehabilitar al paciente y actúa para reducir complicaciones, una vez que la enfermedad ha producido un daño. El rastreo o *screening* es la aplicación de una prueba para detectar una condición o enfermedad potencial en una persona asintomática. Esto se hace para disminuir la morbimortalidad de ciertas enfermedades por el tratamiento temprano. Sin embargo, no todas las enfermedades se deben rastrear, pues su diagnóstico no significa una reducción de la morbimortalidad.

Existen ciertos sesgos relacionados con los procedimientos de rastreo. Estos incluyen sesgos de dilución (si a pacientes no se les realizan las pruebas), de contaminación (pacientes que no se incluían en el grupo reciben la prueba), de selección (que no sea representativa), del tiempo de duración (estados preclínicos prolongados, preferentemente detectados en rastreos, son enfermedades mas leves que las detectadas sintomáticamente) o bien del tiempo de anticipación (cuando el diagnóstico temprano no modifica la supervivencia).

SANO	ASINTOMATICO	ENFERMO
Vacunacion Consejo Educacion	Mx PAP TA	Rehabilitacion Terapia
PRIMARIA	SECUNDARIA	TERCIARIA

(Algoritmo de prevención)

Recomendaciones de prácticas preventivas (prácticas de rastreo):

Las prácticas de rastreo son tan necesarias que es obligatorio realizarlas en las consultas de control.

El chequeo anual debería evolucionar de una completa recolección de datos en el interrogatorio, un examen físico de los pies a la cabeza (completo) y una batería de pruebas para ver si aparece algo alterado.

NACIMIENTO – 10 AÑOS

Se recomienda que los controles sean mensuales o bimestrales hasta el año, bimensuales hasta los 2, y después anuales. Se recomiendan las siguientes medidas de rastreo: · Registro de peso, altura, perímetro cefálico, y tensión arterial.

· Fenilalanina y TSH al nacer.

· Auscultación cardiaca y palpación de pulsos periféricos.

· Reflejos del ojo.

· Maniobras de Ortolani y Barlow en pacientes con riesgo de luxación de cadera.

· Examen ocular.

· Control de la audición.

Se debe aconsejar a los padres o tutores del niño en diferentes áreas como   por ejemplo uso de adaptadores de automóvil,cascos, favorecer el sueño, etc.

· Uso de sustancias: tabaquismo pasivo.

· Prevención de accidentes.

· Dieta y ejercicio

· Salud dental

Se deben recordar las vacunas obligatorias del calendario de vacunación y los suplementos dietarios, en caso de ser necesarios.

EDAD DE 11 AÑOS – 24 AÑOS:

Se aconseja realizar las siguientes maniobras de rastreo: · Registro de tensión arterial, peso, altura, Papanicolaou en mujeres sexualmente activas.

· Rastreo de alcoholismo, tabaquismo o drogadicción.

· Serología para rubéola o vacunación en mujeres susceptibles.

Este grupo se debe aconsejar acerca del abuso de sustancias, la prevención de accidentes, salud dental, dieta,ejercicio y sexualidad.

A los 14 años se incluye la vacuna del papiloma virus y también se deben indicar el refuerzo de antitetánica , rubéola y ofrecer Hepatitis A y B.

EDAD DE 24 AÑOS – 64 AÑOS:

En los pacientes de este grupo se recomiendan controles periódicos de salud anuales. En ellos se recomienda:

· Registro de tensión arterial, el peso y la altura

· Citología en mujeres sexualmente activas cada anualmente las dos primeras tomas y si son normales repetir screening a los 3 años.

· Rastreo de alcoholismo, tabaquismo o drogadicción.

· Rastreo de dislipemias.

· Rastreo de cáncer de mama y de colon.

Se recomienda aconsejar en temas como sexualidad, salud dental prevención de accidentes, abuso de sustancias, dieta y actividad física.

Se debe indicar el refuerzo de la vacuna antitetánica cada 10 años (máximo 5 dosis en toda la vida) y vacuna anti-rubeola en mujeres con serología negativa o no vacunadas.

MAYORES DE 65 AÑOS:

Se aconseja realizar controles de salud cada año:

· Registro de la tensión arterial, peso, altura cada tres años.

· Evaluación de la agudeza visual y auditiva.

· Rastreo de cáncer de mama y cólon (prueba de sangre en heces).

· La citología se suspende a los 65 años si los últimos 3 controles fueron normales.

. Analítica completa anual.

Se sugiere aconsejar acerca de salud dental, prevención de accidentes y caídas, abuso de sustancias, dieta y actividad física.

Es importante reevaluar la medicacion que predisponga a caídas o deterioro cognitivo. Hay que recomendar ejercicio, cambios de conducta y ámbitos seguros para prevenir caídas.

Deben indicarse anualmente vacunas contra el neumococo, virus influenza,y anti-etánica a los 65 años (última dosis).

Examen físico en el paciente asintomático :

El examen físico es una serie de maniobras destinadas a detectar o prevenir enfermedades en el paciente asintomático ambulatorio. La exploración física debe ofrecer información útil para el diagnóstico y para afianzar la relación medico-paciente.

Aproximadamente el 50% de los casos se pueden realizar solo con el interrogatorio, examen físico puede llevar esa cifra al 75%.

En el examen físico predominan las maniobras mas sensibles que específicas.

Esta propiedad es importante para lograr el mayor valor predictivo positivo posible, o sea, que se trata de descartar todos los falsos negativos. A su vez, las maniobras no son muy exactos y la exactitud de un signo es diferente en cada entidad según este en relación con el diagnóstico presuntivo o no.

El examen físico en si, no es una herramienta tan poderosa para el diagnóstico como el interrogatorio, sin embargo, es más importante que muchas otras pruebas. Por último, es importante saber que el desacuerdo clínico en el examen físico es frecuente.

En la población adulta asintomática es importante realizar una serie de maniobras, cuya omisión se considera un error. Se dividen en 3 grupos: A, B y C. El grupo A se debe realizar en cada visita a todos los pacientes. El grupo B a todos los pacientes en cada visita anualmente.

Las maniobras del grupo C están dirigidos a pacientes en riesgo o con ciertas características.

A:
 - Tensión arterial.

B:
  - Examen dental.
 - Altura y peso.
 - Agudeza visual.

C:
- Palpación mamaria.
- Examen de la piel.
- Palpación abdominal (Aneurisma de aorta).
- Examen de cavidad oral.

- Examen testicular.
- Palpación tiroidea.

Sin embargo, realizar intervenciones por fuera de éstas en una consulta de control, puede levar a falsos positivos y, en caso de ser solicitados, deben estar dirigidas a afianzar la relación medico-paciente mas que a un diagnóstico.

Prevención de lesiones no intencionales:

El término de lesiones no intencionales intenta persuadir de que todo tipo de accidente puede ser prevenido.

La cadena de eventos y circunstancias que lleva a la ocurrencia de una lesión no intencional tiene como características la no intencionalidad y que las consecuencias son evidentes.

Las lesiones no intencionales son la principal causa de muerte en la población de 1 a 35 años en la mayor parte de los países. La morbilidad asociada a ellas también es elevada.

Las recomendaciones destinadas a la prevención deben estar incluidas en el examen periódico de salud, sobre todo en el control o seguimiento del niño sano y de los ancianos. Los grupos de riesgos son 3: los niños, los ancianos y los adolescentes.

En los primeros está dado por su incapacidad para superar las demandas, al igual que en los ancianos. A estos últimos se le agrega el hecho de la dificultad de rehabilitación de ciertas lesiones (mayor letalidad). Por el contrario, los adolescentes y jóvenes presentar una característica en su conducta, que los lleva a desafiar su desempeño en situaciones de riesgo.

Capítulo 4:

La relación médico- paciente, ciclos de la vida y las adicciones:

Dra. A. Ruiz Cosío

La relación medico-paciente aparece como algo difícil de caracterizar, sin embargo, existen muchos problemas frecuentes en la comunicación entre el médico, su paciente y su familia. Estos se podrían enumerar como dificultades en la razón que trae al paciente a la consulta, la recolección de información; las explicaciones, la adherencia del paciente al tratamiento, los temas de legalidad y la falta de empatía y entendimiento. Es responsabilidad del médico ahondar en su relación con el paciente y la familia, para realizar cambios a favor de la calidad asistencial de la salud.

Comunicación de riesgos a los pacientes:

La comunicación de la evidencia científica a los pacientes tiene varios objetivos: que el paciente participe mas activamente en su tratamiento, que lleguen a un mayor entendimiento con sus médicos y que se adhieran mejor al plan terapéutico. Además, sabemos que el paciente tiene derecho a saber de su enfermedad, su pronóstico y sus opciones terapéuticas.

La adquisición de herramientas que faciliten la entrega de dicha información es elemental en la práctica cotidiana. Una estrategia para comunicar los riesgos a un paciente resume 5 pasos:

· Construir una sociedad entre el paciente y el médico, usando la empatía.

· Proveer la evidencia dándonos cuenta de las incertidumbres, incluso las no expresadas.

· Presentar una recomendación.

· Evaluar la comprensión y el estado de acuerdo con la información recibida.

Modelos de entrevista clínica:

Los marcos teóricos o modelos de entrevistas nos aportan un mapa para guiarnos en la relación medico paciente. Los mas importantes son el modelo biopsicosocial y el modelo colaborativo, pero existen otros.

Según el **modelo biopsicosocial,** los factores psicosociales y los biológicos aparecen en el mismo nivel y tienen un rol fundamental no solo en el mantenimiento sino también en la aparición de la enfermedad. Al hacer diagnóstico en los distintos niveles, el médico consigue una visión mas global y puede estimular el desarrollo de conductas que favorezcan la salud.

El **modelo colaborativo** plantea que un sistema terapéutico debe estar orientado a la colaboración entre todos los actores que participan en él, o sea, el medico, el paciente y la familia. Este modelo promueve un sistema de negociación para la resolución de las diferencias.

- EL CLIMA DE LA ENTREVISTA: Es el tono o la atmósfera en que se desenvuelve la entrevista (incluyendo si permite el flujo multidireccional de información, si permite o no el desarrollo de confianza y la identificación y expresión de diferencias o barreras). Es el proceso que permite generar un contexto colaborativo.

- EL CONTROL DE LA ENTREVISTA: Es la manera por la cual el estilo del médico influye en el ritmo y el foco de la entrevista.

El médico puede tomar cierto tipos de posturas o roles:

1) **Directivo:** el médico toma el rol dominante en decidir que hacer, cuando y cómo.

2) **Democrático:** el médico colabora con los pacientes en decidir que debe ser hecho, entre ambos llegan a un acuerdo.

3) **No-Directivo:** el médico permite que la sesión se autogestione y el propio paciente tome la decisión.

A su vez, existen variables que influencian la elección del estilo, en las necesidades de los pacientes, estilo de personalidad, tiempo disponible etc. El médico debe estar atento al tiempo y al ritmo de la sesión, para acelerar o desacelerar la discusión, tratar todos los temas programados y pedir a los pacientes que colaboren en el establecimiento del ritmo de la sesión También se debe observar el foco de la discusión y así determinar una agenda (determinar el tiempo y/o prioridades), evitar las interrupciones externas, evitar digresiones, mantenerse en el asunto y pedir a los pacientes que ayuden en el establecimiento del foco.

- LA RECOLECCION DE LA INFORMACION: Es el proceso por el cual el médico recolecta información (del paciente, su contexto social; su motivo de consulta) con el objetivo de ayudar al diagnóstico y formular hipótesis, utilizando un razonamiento hipotético-deductivo.

- **LA DEFINICION DEL PROBLEMA:** Es el proceso por el cual el médico, el paciente y su familia negocian la definición del problema teniendo en cuenta las diferencias y establecen un contrato terapéutico.

- **EL MANTENIMIENTO DE LA RELACION TERAPEÚTICA:** El desarrollo de una relación de colaboración entre el médico y/o el paciente y/o la familia con el objetivo de alcanzar y mantener el contrato terapéutico negociado en la definición del problema.

- **LA PROMOCION DEL AUTOCUIDADO:** Es la forma del cuidado, la cual se compromete individualmente el paciente y su familia en identificar y actuar según sus propias necesidades (con o sin asistencia). Esta categoría trata de los abordajes que el médico puede usar para influenciar la motivación del paciente y del uso de recursos.

Ciclo vital familiar y crisis:

El crecimiento familiar nos lleva necesariamente al concepto de cambio en las reglas con que se maneja una familia en la cotidianeidad. El hecho de compartir ese sistema de creencias y la manera especial en que éste se pone en juego en cada situación, en cada momento de su vida, a través de las reglas de relación, es lo que garantiza la unión y la permanencia en el tiempo de una familia como tal.

Este hecho influye directamente positiva o negativamente en la prevención, el cuidado, el mantenimiento y promoción de la salud.

El momento de transición de una etapa a otra es un momento de crisis, en el cual los miembros de la familia tienen la clara percepción de que las reglas con que se venían manejando ya no sirven y que aún no han surgido de ellos, otras nuevas que las reemplacen.

Etapas de la vida del individuo y sus particularidades:

Adolescencia:

- Surgen problemas si se demora este proceso en el joven.
- El adolescente enfrenta la involucración simultánea entre su familia y sus amigos.
- Los padres pueden: soltar a sus hijos o enredarlos a perpetuidad en la organización familiar. A veces, el joven se lanza prematuramente al matrimonio en un intento de

liberarse de su red familiar.

Constitución de la pareja estable:

− La pareja, al inicio, debe elaborar multitud de acuerdos.

− El arte del matrimonio sería: conseguir la independencia conservando la involucración emocional con la familia de origen.

Nacimiento de los hijos:

− Con el nacimiento de un hijo la pareja pasa de ser dos personas a configurar un triángulo; esto debe implicar un cambio en las reglas de relación.

− La pareja puede empezar a tratar sus problemas a través del hijo.

− El periodo más común de crisis es cuando los hijos empiezan la escolaridad.

− Para los padres, la escolaridad del hijo es una experiencia de que terminarán dejando el hogar.

Periodo intermedio:

− En este período la relación matrimonial se profundiza y amplia; se han forjado relaciones estables con la familia y con círculos de amigos.

− Al llegar a esta etapa, la pareja ha atravesado muchos conflictos y ha elaborado modos de interacción y acuerdos.

− En estos años medios pueden sobrevenir graves tensiones y también el divorcio.

El destete de los padres:

_ El hecho de que los hijos dejen el hogar coloca a algunos padres frente a frente sin nada que decirse ni compartir.

− La enfermedad del hijo hace que sus padres no tengan que quedar solos sino que sigan comunicándose a través de los problemas del hijo.

− Es en esta etapa, y cuando el hijo logra abandonar el hogar, los padres deben asumir ese cambio que se llama convertirse en abuelos.

− Cuando el hijo tiene un hijo , puede liberar a alguno de los padres de su hijo menor, con el que, tal vez, estaban excesivamente involucrados.

− Cuando la gente joven se aísla de sus padres priva a sus hijos de los abuelos, no permitiendo la interrelación mutua entre las generaciones.

El retiro de la vida activa:

− Algunas veces, el retiro de la vida activa hace que se halle la pareja frente a frente, veinticuatro horas, creándose diversos problemas.

− Un síntoma, en esta etapa, puede verse como la protección de un miembro sobre el otro.

− Desarrollando un síntoma incapacitante, el otro miembro, al ayudar a su pareja, se siente útil; de esta manera, lo desvía de la crisis que puede sobrevenir a la jubilación al sentirse retirado de una vida activa.

Las Adicciones :

La utilización de sustancias que alteran los estados de conciencia se ha producido desde tiempos prehistóricos, tanto a nivel individual como social. En China y Egipto, el uso de opio se describe desde los primeros monumentos históricos. En la India se conocía la marihuana desde 2000 años A.C.

Describir la epidemiología del consumo de sustancias es sumamente difícil, que presenta demasiadas variaciones locales y una variación digna de mención. En España el aumento de la drogodependencia es prácticamente exponencial, siendo el alcohol, el tabaco, la marihuana, la cocaína y drogas aún mas potentes las que atacan a los jóvenes.

Definiciones:

- **Drogodependencia:** Es un trastorno en el cual se tiene una actitud compulsiva a consumir una droga para lograr un efecto psíquico o físico, simplemente, sentirse bien.

La sustancia se denomina psicoactiva, actúa sobre el sistema nerviosos central , alterando el pensamiento, el estado de ánimo y /o la conducta. Es un proceso en donde no solo se daña la persona que consume sino también su ámbito familiar y social.

- **Uso:** El uso puede ser médico o lúdico, cuando se utiliza ocasionalmente de forma recreativa.

- **Abuso:** Es el uso no médico, ni ocasional, acompañado por compulsión. Sobreviene como consecuencia de factores propios de la persona y de su medio social.

- **Tolerancia:** Es la necesidad de una dosis cada vez mayor.

- **Dependencia física:** Es la alteración del cuerpo anatomofisiológica, puesto que la sustancia debe ser administrada periódicamente para evitar los síntomas de la abstinencia.

- Abstinencia: El síndrome de dependencia es producido por la interrupción de la administración de una sustancia.

- Dependencia psíquica: Implica la vivencia de necesitar la administración de una sustancia para preservar la integridad, y produce una gran ansiedad.

Fisiopatogenia:

Hay dos conceptos básicos para entender la fisiopatogenia de los trastornos por abusos de sustancias.

El craving (o las ganas compulsivas de consumo) es otro de los aspectos de la fisiopatología asociado al deseo irrefrenable de la droga y apunta a la presión interna para conseguirla. El periodo entre el craving y la realización del impulso es el momento ideal en el que se debe interven - mostrando al paciente técnicas de para controlar y modificar la conducta.

Las teorías causales de las adicciones ofrecen explicaciones desde tres aspectos: La coadicción que aparece entre dos personas en relación estrecha con la misma dependencia; los factores genéticos que refieren algunos estudios sobre el alcoholismo; y los factores neuroquímicos que establecen que las personas que son menos sensibles a los opiáceos endógenos buscarían sustituir esa deficiencia.

La prevención de la drogodependencia es de suma importancia y esta debe llegar antes que la guerra este declarada. Estudios demuestras que mientras más se retrase la edad de inicio en el consumo de drogas, más favorable es el pronóstico de un tratamiento.

Si consideramos a los consumidores como una pirámide dividida en 3 estratos tendremos una figura como la de abajo.

En ella vemos que la prevención del estrato mas bajo, el de los consumidores, es atendido por los profesionales de salud. Este justamente es el lugar a donde apunta la atención primaria ya que, teniendo en cuenta el poderío de los narcotraficantes, no basta atacar la oferta, sino que hace falta atacar la demanda a través de la concienciación del problema.

Esto depende del diagnóstico precoz de la adicción, así como de la educación acerca de que toda adicción conlleva un proyecto de muerte y disolución de la sociedad.

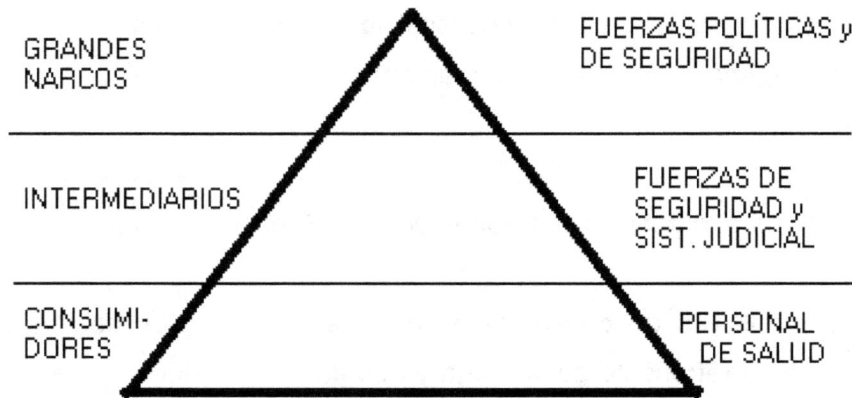

```
        GRANDES              FUERZAS POLÍTICAS y
        NARCOS               DE SEGURIDAD


        INTERMEDIARIOS       FUERZAS DE
                             SEGURIDAD y
                             SIST. JUDICIAL


        CONSUMI-             PERSONAL
        DORES                DE SALUD
```

La prevención debe iniciarse en cada comunidad mediante screening por parte de promotores de salud, los cuales pueden detectar casos de riesgo, educar a los padres, realizar actividades que ocupen tiempo libre en acciones sanas o estimular la mejoría de logros académicos y deportivos.

En los lugares de trabajo se debiera promover el suministro de información y planes de rehabilitación que no amenacen la continuidad laboral o social de la persona. Las intervenciones en las escuelas han demostrado un retraso en la edad de inicio.

Abordaje de pacientes con problemas adictivos:

El consumo de drogas se relaciona con una tendencia a la exaltación del yo. Históricamente se hablaba de 4 niveles de uso: experimental, ocasional o social, regular o abuso y dependencia.

El DSM es el Manual de Diagnóstico y Estadística de la Asociación de Psiquiatras Norteamericanos. En el se distinguen solo 2 categorías de uso: Dependencia y Abuso. El primero habla de un **patrón adaptativo** de consumo de una sustancia que conduce a un deterioro o malestar clinicamente significativo marcado por la tolerancia, el síndrome de abstinencia, el aumento de las dosis, la reducción en la actividad social, el deseo persistente, la inversión de tiempo en la adicción y la continuación a pesar de tener conciencia del daño. El segundo habla de un **patrón desadaptativo** del consumo que conlleva el consumo recurrente con complicaciones a nivel laboral, legal, físico y social.

A diferencia del alcohólico, el drogadicto no posee una constelación de síntomas bien definidos para la detección temprana. Para lograr un cambio en un paciente adicto debemos seguir una serie de pasos que incluyen 6 pasos. Este modelo viene después de una etapa preparatoria donde se hace consciente al adicto a su problema y se afirma en él la voluntad de abandonar tal hábito.

Este modelo surge del tratamiento de alcohólicos, pero se adapta bastante bien al caso de drogadictos:

· Rastreo para identificar al paciente que usa o abusa de sustancias.

· Categorizar la probabilidad y la gravedad del problema con la droga.

· Educar sobre el tipo de droga, sus efectos en la salud y los problemas que presenta.

· Realizar un acuerdo entre el médico y el paciente de que hay un problema al que se tratará de dar solución.

· Brindar el apoyo y los cuidados durante etapas de detoxificación, rehabilitación y cuidados posteriores.

· Realizar el seguimiento tratando de evitar las recaídas.

El abordaje debe ser flexible y responsable, y es preciso realizar un diagnóstico riguroso acerca de las comorbilidades de la dependencia. Para esto se suele adjuntar terapias de grupo o individuales que estimulen al paciente a resolver la patología de fondo a su adicción.

El tratamiento de un paciente se acompaña de intervenciones individuales y familiares, donde el terapeuta guiará a la familia hacia el desarrollo de habilidades sociales y de autocontrol.

Tabaquismo:

El conocimiento del tratamiento para dejar de fumar involucra de modo especial a los Médicos de Atención Primaria, ya que el 70 % de los fumadores visitan a su médico cada año.

Es importante no perder esto de vista y capitalizar la intervención a favor del cese de tabaco en este grupo de pacientes.

Los fumadores reconocen en el consejo médico una importante motivación para dejar de fumar y algunos no desean ingresar a un programa especial; por lo que el aprendizaje de ciertas habilidades por parte del médico son herramienta primordial en el trabajo con el paciente fumador.

Existen numerosas opciones farmacológicas en el tratamiento para dejar de fumar que modifican nuestra práctica actual.

Los puntos clave a tener en cuenta son:

·- los fumadores con fallos anteriores

·- conocer todas las opciones de Nicotina de Reemplazo (NR): parches, chicles, spray nasal, e inhalada; y otras como bupropión o clonidina.

·- el uso de material de autoayuda.

·- el rastreo de comorbilidades de patologías psiquiátricas y alcoholismo.

Desde 1996 han surgido guías para el tratamiento del tabaquismo. Las principales pertenecen a la Agency for Health Care Policy and Research (AHCPR) y a la American Psychiatric Association (APA).

Sus recomendaciones más importantes son:

·- Usar sistemas de identificación, tratamiento y seguimiento de fumadores, tanto para motivar como para efectivizar el cese.

·- Ofrecer el uso de nicotina de reemplazo en forma generalizada salvo en circunstancias especiales.

·- Utilizar un sistema de consultas múltiples de asesoramiento y soporte de al menos 20 minutos de duración cada vez, a lo largo de varias semanas.

·- Apoyar los programas antitabáquicos a través de la formación y entrenamiento de personal especializado; de cambios en la política de salud y de la inclusión en las coberturas de los tratamientos.

En los años posteriores aparecieron varias alternativas y conocimientos que amplían lo indicado en esas guías: la liberación de varios productos de venta libre como la vareniclina, la nicotina bucal en chicles, sprays, y otra alternativa no nicotínica como el bupropion. Todas estas formas tienen efectividad claramente superior al placebo.

Pasos a tomar en la prevención:

- **Identificación sistemática de todos los fumadores en cada visita.** Se sugiere incluir su estado de fumador actual o anterior dentro de los signos vitales en la Historia Clínica del paciente.

- **Indicación clara y fuerte de dejar de fumar a todos los fumadores** no dar por sobreentendido la indicación médica de la necesidad de dejar de fumar.

- **Identificar aquellos fumadores que esta dispuestos a hacer el intento de dejar** si el paciente ya está decidido iniciar asistencia.

- **Asistir y ayudar al paciente a dejar de fumar, pautas a seguir:**

1.   Concretar una fecha de cese, idealmente dentro de los 15 días subsiguientes, a elección del paciente. Tener en cuenta que puede facilitarlo el que sea en el fin de semana.

2.   Preparar el contexto: que comunique su decisión a familiares, amigos y compañeros de trabajo.

3.   Modificar el entorno: aconsejar deshacerse de los cigarrillos la noche anterior a la fecha de cese, retirar ceniceros, ventilar los ambientes, evitar situaciones o compañías que lo lleven a fumar. Evitar el café y el alcohol.

4.   Repasar los intentos anteriores: ¿qué lo hizo recaer?

5.   Explicar los signos de la abstinencia: cefaleas, insomnio, irritabilidad, nerviosismo, disminución en la concentración, alteraciones en el apetito, temblores, sudores.

6.   Ofrecer a usar Nicotina de reemplazo, vareniclina o bupropion.

7. Dejar en claro: la abstinencia de cigarrillo debe ser absoluta.

8. Referir que el uso de alcohol esta asociado fuertemente a recaídas.

9. La presencia de otros fumadores en la casa se asocia a menor tasa de éxito.

10. Uso de material impreso (existen guías editadas por las consejerías de sanidad provinciales)

Capítulo 5:
Problemas propios de cada etapa de la vida:

Dra. A. Ruiz Cosío

Evaluación y problemas comunes en la adolescencia:

La adolescencia es una etapa del ciclo vital con características particulares. Es una de las poblaciones, al igual que los niños, en donde la mayor parte de los esfuerzos de la atención medica deben centrarse en actividades de atención primaria. Se trata de una población sana pero con gran tendencia a tomar conductas o enfrentarse con situaciones de riesgo. El medico de familia tiene la oportunidad de detectar precozmente situaciones y los jóvenes en riesgo.

La primer entrevista sobre todo en menores de 18 años, habitualmente se realiza en presencia de los padres. El objeto de esta primera parte es conversar con ambos acerca del secreto profesional y proponer el "contrato" para la relación medico-paciente, medico-familia que uno propone. Si bien uno debe garantizarle al adolescente la confidencialidad de la consulta, deben establecerse las pautas de esta en acuerdo con el adolescente y la familia.

La confidencialidad con el adolescente no es sinónimo de exclusión familiar.

En la primer consulta se deben encarar los aspectos positivos ya que con frecuencia se sienten un conjunto de fracasos. En consultas posteriores los aspectos negativos deben encararse al inicio de la consulta para evaluar su peso y decidir luego a lo largo de la consulta como darles su curso.

En lo inmediato uno debe proponerse trabajar en la detección de enfermedades asintomáticas, evaluación del crecimiento y desarrollo, en lo mediato establecer una relación con el paciente que determine una asistencia más efectiva en el futuro.

Se debe evaluar la salud física y emocional, antecedentes de enfermedades personales y familiares. Indagar acerca de las relaciones familiares (independencia), con los pares (identidad sexual, medio en que se mueve),rendimiento escolar, planes profesionales (rol social), intereses y aptitudes especiales. Los antecedentes de conductas de riesgo para la salud, a lo mejor no se deben indagar sobre todos en la misma consulta, pero si tenerlos presentes y jerarquizarlos de acuerdo a cada adolescente.

Menopausia, climaterio y otros trastornos de la mujer :

La menopausia es el fin de la menstruación y se confirma cuando la mujer no ha tenido períodos durante 12 meses consecutivos. Es un evento normal y natural que les ocurre a todas las mujeres entre los 45 y 55 años.

La menopausia comienza cuando los estrógenos disminuyen mucho y los períodos menstruales cesan definitivamente. Aun cuando algunas mujeres tienen síntomas o problemas de salud durante toda su peri menopausia y después de la menopausia, es una oportunidad para que todas las mujeres se concentren más en ellas mismas y hagan cambios que mejoren su salud. Existe un período de transición antes de la menopausia llamado peri-menopausia, en el que el cuerpo comienza a producir menos de las hormonas estrógeno y progesterona. En este lapso de tiempo se pueden tener síntomas como por ejemplo los sofocos. La mayoría de las mujeres llegan a la menopausia alrededor de los 50 años y lo reconocen porque dejan de menstruar.

Algunas veces hay mujeres jóvenes que necesitan realizarse una cirugía en la que le extraen el útero y los ovarios para tratar algún problema ginecológico en particular, por lo que, después de este tipo de cirugía comienza lo que se conoce como menopausia quirúrgica. Esta menopausia es causada por la cirugía. La mujer ya no tendrá más períodos menstruales.

A las mujeres que le han operado sólo el útero , pero que les han dejado los ovarios en su lugar, no sufrirán una menopausia por la cirugía. Sin embargo, debido a que les han extraído el útero ya no podrán tener hijos. Más adelante, estas mujeres tendrán también su menopausia natural pero no se darán cuenta ya que no tienen sangrados menstruales.

Postmenopausia: Se refiere a todos los años de vida después de la menopausia. Es el período posterior al momento en el cual no se ha tenido menstruación durante 12 meses seguidos, sea una menopausia natural o inducida. Algunas mujeres pueden tener síntomas desde la peri menopausia y continúan teniéndolos una vez que han llegado a la menopausia. Los sofocos han llegado a ser el síntoma distintivo de la menopausia. Estos son una sensación de enrojecimiento o calor, acompañado a veces de sudoración. En algunas mujeres pueden causar incomodidad o alteraciones para dormir.

Otros síntomas que pueden comenzar en la peri menopausia son: sudoración nocturna, problemas para dormir, cambios en los estados de ánimo (cambios del humor, irritabilidad), problemas vaginales, como sequedad vaginal e irritación que pueden causar dolor durante la relación sexual y los exámenes ginecológicos, problemas urinarios como ardor o dolor al orinar, o goteo al estornudar, toser o reír, problemas de concentración o memoria, disminución del interés en el sexo y cambios en la respuesta sexual, aumento de peso, pérdida o debilitamiento del cabello.

Los sangrados postmenopáusia si ocurren, deben ser consultados con el médico.

La terapia hormonal para la menopausia, es el uso de medicamentos recetados para "reemplazar" las hormonas que los ovarios han dejado de fabricar cuando ocurre la menopausia. Las hormonas se dan normalmente como pastillas o parches sobre la piel.

Este tratamiento se utiliza en algunos casos para tratar los síntomas de la menopausia por un corto período de tiempo. Por lo general no se recomienda a mujeres que tienen los siguientes problemas de salud: sangrado vaginal por causas desconocidas, sospecha de cáncer de mama, cáncer de útero, enfermedades del corazón, trombosis en las venas, enfermedad del hígado. No se recomienda su uso para prevenir enfermedades del corazón o para protegerse contra la demencia o pérdida de la memoria.

Este tratamiento debe ser indicado y controlado por el médico.

Ahora bien, menores cantidades de hormona femenina (estrógeno) repercute en los huesos, favoreciendo que pierdan calcio y se debiliten, y consecuentemente aparece el riesgo de osteoporosis. El médico debe ayudar a prevenir enfermedades recomendando:

- Consumir suficiente calcio para mantener sus huesos fuertes.
- Hacer por lo menos 30 minutos de ejercicios simples como caminar, correr o bailar 2-3 veces a la semana.
- Consumir alimentos sanos incluyendo en su dieta bastantes productos de cereales integrales, verduras y frutas.Mantener el peso.
- Controlar la presión sanguínea.
- En diabéticos, reforzar los controles.
- Reducir el nivel de colesterol.
- En fumadores, insistir en el cese.
- Si bebe alcohol, regular la cantidad a no mas de 1-2 copas por día.

Evaluación funcional del anciano:

El 6% de la población tiene más de 65 años. La tercera edad incluye el proceso de envejecimiento que se caracteriza por una disminución funcional progresiva , un aumento de la vulnerabilidad y falta de respuesta al estrés. La mayoría de las enfermedades que se presentan son crónicas:

· Artrosis 50%
· Lumbalgia 33%
· Deterioro visual 32%
· Molestias digestivas inespecíficas 29%

Los temas que tienen importancia en la evaluación geriátrica son:

1- Interrogatorio sobre:

· Aislamiento social, apoyo familiar.

· Comunicación social.

· Caídas.

· Deterioro sensorial y cognitivo.

· Incontinencia de orina.

· Medicación que toma.

· Medio en el que vive el paciente y barreas arquitectónicas (Ej: muebles, luz, lámpara cerca de la cama, barras en la bañera).

2- Examen Físico:

· Tensión arterial.

. Altura (ej: primera consulta y luego cada tres años. Debe reducir su altura como máximo 5 cm. Si supera se sospecha aplastamiento vertebral).

· Peso en IMC : 22-25 %.

· Examen visual.

· Examen auditivo (otoscopia y si oyen menos realizar audiometría).

· Examen bucal.

3- Evaluación funcional:

a – Evaluación de la esfera física:

*Actividades de la vida diaria (AVD): Autocuidado ej: bañarse, vestirse, ir al baño, alimentación.

*Actividades instrumentales de la vida diaria (AIVD) ej: autonomía .

*Sistema músculo esquelético: triple prueba: llevar las manos a la cabeza, tomar un lápiz, levantarse y andar.

b- Evaluación de la esfera cognitiva:

*Test de mini-mental: con una sensibilidad del 87 % y especificidad del 82 %.

*Set test: pedirle que nombre :10 colores, 10 animales, 10 frutas y 10 ciudades

 *Test del reloj: pedirle que dibuje la hora.

c – Evaluación de la esfera emocional: depresión ej: 6 meses de tratamiento antidepresivo.

d – Evaluación de la esfera social:

· La familia ocupa un lugar fundamental.

· Evaluar siempre la situación social del paciente.

· El sistema de apoyo social del anciano está formado por tres componentes:

- Apoyo informal --> Familia y amigos
- Apoyo formal -->estructuras burocráticas, sistema de seguro social.
- Sistema semiformal -->Iglesia, sociedad de fomento, centros de jubildos.
-

Manejo de la comunicación en cuidados paliativos:

Los cuidados paliativos intentan acompañar a la persona en el trance entre la vida y la muerte y optimizar la forma de morir satisfaciendo las necesidades físicas, psicoemocionales y espirituales del paciente y su familia.Se basan en el control de los síntomas, el manejo adecuado de la comunicación y el acompañamiento creativo.

El control de los síntomas apunta a paliar el sufrimiento físico, sin olvidar que también están sometidos a sufrimientos de tipo psicológico, social y espiritual. Con respecto a la comunicación se habla de verdad apropiada ya que existe una verdad para cada paciente con respecto a la demanda que cada cual realiza.

También existe el concepto de verdad acumulativa que alude a que no es conveniente ni necesario que se aporte toda la información de golpe. El acompañamiento trata de crear un ambiente para que el paciente pueda volcar todas las dudas e inquietudes que se van presentando en el transcurso de la enfermedad: el pronóstico, las fantasías de curación los posibles síntomas que aparecerán, etc. Además, se debería estimular la resolución de asuntos pendientes para lograr una tranquilidad de morir con la seguridad de haber hecho que sus cosas queden ordenadas.

El manejo de la comunicación puede marcar una diferencia abismal entre quienes se encargan de los síntomas físicos y aquellos que pretenden aportar cuidados paliativos. Para esto conviene escuchar mas que hablar, y esto incluye los 2 tipos de lenguajes: el lenguaje verbal y el lenguaje no verbal o simbólico.

Si bien cada paciente y cada situación debe ser manejada de forma individual, hay ciertas recomendaciones que facilitan y optimizan las entrevistas con los pacientes terminales:

Una presentación adecuada y una relación respetuosa facilita en mucho la comunicación de los miedos del paciente. Tratarlo de usted y pedir permiso al realizar procedimientos son ejemplos que le devuelven el respeto que el paciente cree haber perdido.

Se estable como recomendación:

· **Evitar actitudes de barrera**, como colocarse siempre detrás del escritorio o alejado del paciente, que puede producir una sensación de rechazo en el paciente.

· **Establecer los roles** de las personas y explicar los procedimientos que se le presentarán al paciente en el transcurso de su enfermedad de antemano.

· **No invadir** el terreno o ambiente del paciente ni intentar cambiarlo.

. **Establecer una distancia y una postura adecuadas** para la relación, la primera debe garantizar un contacto físico sin invadir la intimidad del paciente y la segunda debe denotar interés por lo que le sucede al otro.

· **Establecer el contacto visual y físico,** siempre y cuando el paciente lo permita. Esto demuestra interés y contención.

· **Hacer preguntas abiertas** predispone al paciente a hablar y expresarse.

· **Respetar y favorecer los silencios.**

· **Evitar las interpretaciones.**

· **No mentir.**

. **Evitar los consejos:** ya que este es carente de valor y puede despertar sentimientos de incomprensión, odio y enojo.

. **No usar frases hechas** de uso cotidiano como: "no se preocupe" o "no piense en eso" ya que generan sentimientos de incomprensión y enfado y distancia la relación. Mas vale permanecer en silencio que -responder con estas frases.

Para dar una mala noticia es necesario evaluar 3 preguntas. Es recomendable tener por lo menos tres entrevistas para determinar ¿Qué sabe el paciente?, ¿Qué quiere saber? Y ¿Está preparado para recibir esta información?

Es importante no olvidar que el paciente es el protagonista de la escena y tiene derecho a una muerte digna, como tiene derecho a la vida.

Manejo del dolor:

El dolor es una experiencia sensorial y emocional desagradable. Es una sensación subjetiva que integra la lesión en si misma y el impacto emocional y social. El dolor produce un deterioro de la calidad de vida de las personas y de sus familias.

El dolor puede ser musculo-esquelético, visceral, vascular o neuropático según el origen del mismo. A su vez, se puede diferenciar entre agudo y crónico no solo por un criterio cronológico o temporal, sino también por el motivo y el tratamiento del mismo.

El dolor agudo es una señal de alerta sobre una enfermedad, en cambio, el dolor crónico ya no sirve de alarma, sino que es una enfermedad en si mismo.

La evaluación del dolor debe ser minuciosa y debe estar enfocada a la estimación del tipo, localización, intensidad y severidad del dolor, como a los factores que lo agravan o alivian, las causas probables que lo generan, el tiempo desde su aparición y el tratamiento. Se pueden usar escalas para evaluar el dolor como la del ABCDE o la escala de la EVA (que valora el dolor del 1-10, de mayor a menor intensidad)

Determinar el tipo de fármaco que vamos a usar en un paciente con dolor, según la recomendación de la OMS depende exclusivamente de la intensidad del mismo, como muestra la *escalera analgésica de la OMS* Esta es una guía terapéutica que puede ayudar en la decisión del fármaco a utilizar. En los casos de dolor crónico es recomendable contar con equipos terapéuticos multidisciplinarios.

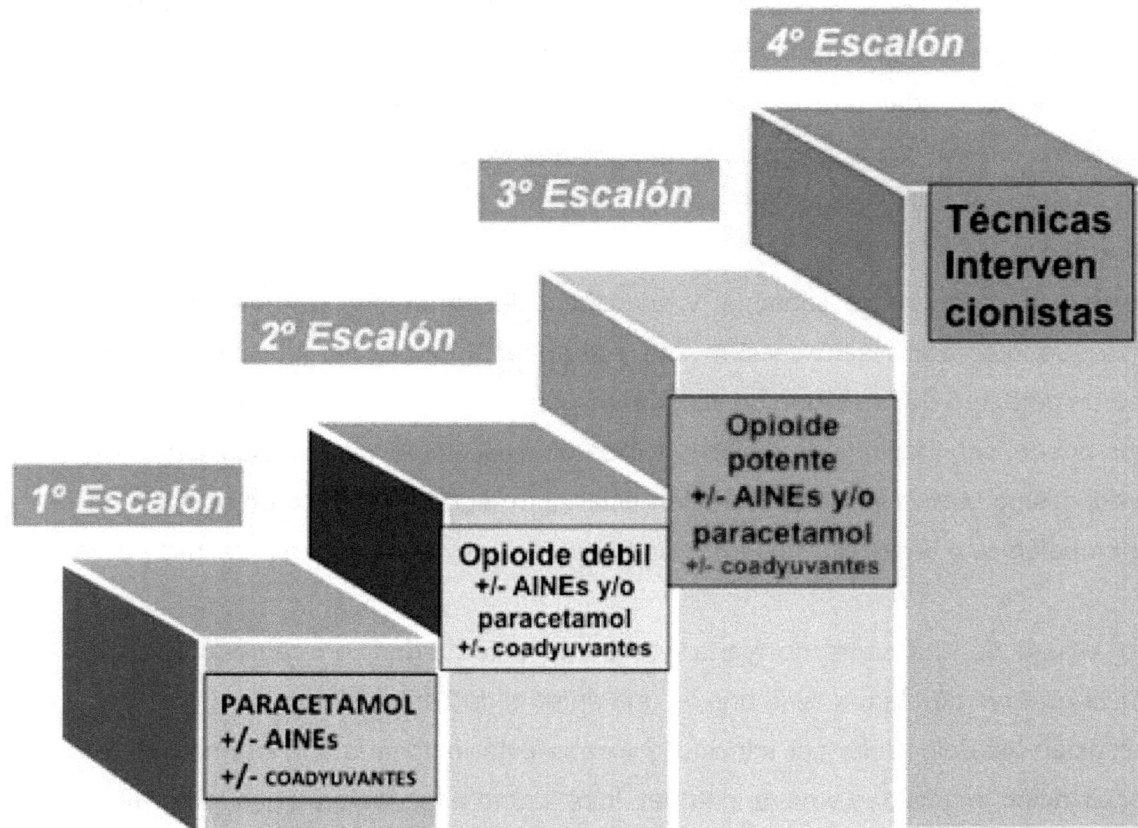

Escala analgesia de la OMS (Organización Mundial de la Salud).

El tratamiento del dolor consiste en el alivio por farmacoterapia de la sensación física con el simultaneo tratamiento de la causa. Existen tres tipos de fármacos analgésicos: Los AINE (antiinflamatorios no esteroideos) y los inhibidores de las COX que sintetizan las prostaglandinas, no crean tolerancia ni dependencia física. Los opiáceos sin embargo son los analgésicos mas potentes que existen, y traen consigo varias complicaciones; crean dependencia y tolerancia física. Los agentes coadyuvantes que incluyen: los corticoides, los antidepresivos tricíclicos, los anticolvulsionantes y el baclofeno, son usados también por su efecto analgésico, entre otros.

Capítulo 6:

Programas preventivos en atención primaria parte I:

Dra. E. Cerra Calleja

Programa preventivo en la mujer:

6.1. Prevención del Cáncer de cuello de útero:

Justificación del programa:

El cáncer de cérvix es la consecuencia de una infección de transmisión sexual (ITS). cuyo agente causal es el VPH (virus del papiloma humano).

Las asociaciones observadas entre la infección por el VPH y el cáncer de cérvix están entre las más fuertes de las identificadas. En el momento actual se considera al VPH como causa necesaria, pero no suficiente para que se desarrolle el cáncer de cérvix.

Esta relación causal entre cáncer de cérvix e infección por el VPH y el mejor conocimiento de la historia natural de la enfermedad han permitido diseñar programas de detección precoz más eficaces.

La infección por el VPH es la ITS más frecuente y en más del 90% de los casos evoluciona de forma natural hacia la curación espontánea y desaparece sin dar lugar a lesión. Sin embargo, cuando no se elimina el virus y la infección persiste en el tiempo (entre un 10% y un 20% según autores) puede acabar ocasionando lesiones precancerosas.

El cáncer de cuello de útero es el tercer cáncer más frecuente en mujeres a nivel mundial después del cáncer de mama y el colorrectal, aunque el 83% de los cánceres de cérvix diagnosticados cada año ocurren en los países en vías de desarrollo.

En España, la incidencia y mortalidad del cáncer cervical es una de las más bajas de Europa y del mundo, existiendo pequeñas diferencias entre Comunidades Autónomas. Según la *Agencia Internacional para la Investigación sobre el Cáncer*, en el año 2012 en nuestro país, la incidencia estimada fue de 9,1 casos por 100.000 mujeres y la mortalidad de 2,7 casos por la cada 100000 mujeres.

A pesar de esta baja incidencia, este tumor tiene especial relevancia desde el punto de vista de la salud pública ya que puede prevenirse y diagnosticarse de forma precoz, siendo, en gran medida, una causa de mortalidad evitable mediante programas de cribado.

Por otro lado, en los próximos años, la progresiva incorporación al cribado de mujeres vacunadas frente al VPH, obligará a utilizar pruebas más sensibles y eficaces e indicadores que permitan su evaluación para conseguir el máximo rendimiento (coste-beneficio).

Objetivos de su detección precoz:

La latencia desde la infección vírica al desarrollo del cáncer invasivo puede ser de hasta 10 a 15 años. Este fenómeno da lugar a que en algunos estudios se observe una asociación entre la gravedad de las lesiones epiteliales y la edad de las mujeres, de manera que sea más frecuente observar lesiones más precoces en mujeres menores de 20 años, formas algo más avanzadas en el grupo de 25 a 35 años y lesiones ya cancerosas a partir de los 35 hasta los 50 años.

El objetivo del cribado para la prevención del cáncer de cuello uterino es la detección de la Lesión Escamosa Intraepitelial de alto grado (H-SIL), la Neoplasia Intraepitelial Cervical (CIN 2 y CIN 3), el Cáncer Microinvasivo y el Adenocarcinoma in situ (AIS) endocervical 17,31.

El objetivo no es detectar la Lesión Escamosa Intraepitelial de bajo grado (L- SIL) y la CIN 1, pues aunque sean la expresión de una infección por el VPH, la
gran mayoría son transitorias y carecen de potencial maligno, especialmente en las mujeres jóvenes.

Población diana: Mujeres que han iniciado actividad sexual con edades comprendidas entre 25 y 65 años.

Edad de inicio: El cribado no debe comenzar antes de los 25 años, independientemente de la edad de inicio de las relaciones sexuales u otros factores de riesgo.

El cáncer de cérvix en menores de 25 años es excepcional y el cribado sistemático de este grupo de población no ha demostrado ningún beneficio en la reducción de la incidencia.

Edad de finalización:

El cribado del cáncer cervical debe finalizar a la edad de 65 años siempre que se cumplan los siguientes requisitos:

- Cribado previo adecuado y negativo durante los 10 años anteriores.

Se considera tal cuando se han registrado tres citologías consecutivas negativas, en los 10 años anteriores, la última realizada dentro de los 5 últimos años.

- Cribado previo adecuado y negativo durante los 20 años posteriores al diagnóstico en mujeres con antecedentes de CIN 2-3.

El cribado no debe prolongarse más allá de los 65 años, incluso aunque la mujer refiera cambio de pareja sexual.

Este límite de edad para finalizar el cribado se basa en el balance entre los beneficios y los efectos adversos. Las mujeres mayores de 65 años que presentan nuevas infecciones por VPH, en un elevado porcentaje de casos también aclaran la infección. Además, la reducción del tamaño de la unión escamo-columnar del cérvix de estas mujeres y su localización en el canal endocervical se traduce en una menor susceptibilidad frente a la infección por VPH.

Citología cervical

La citología cervical ha sido, desde su introducción en el siglo XX, la estrategia principal en la prevención del cáncer de cérvix y en la actualidad, sigue siendo el método recomendado de forma exclusiva para la detección precoz del cáncer de cérvix cuando los programas de cribado son de carácter oportunista.
La citología cervical se basa en el estudio morfológico de las células obtenidas por rascado o cepillado de la superficie del exocervix y endocervix.

Estas células presentan cambios morfológicos cuando son infectadas por el VPH, pero también por otros organismos o por cambios en la flora vaginal normal.

La sensibilidad de la citología para CIN 2-3 se sitúa alrededor del 50%, no superando el 80% en las mejores condiciones de calidad. Esta sensibilidad relativamente baja se debe al tipo de lesión cervical, a la variabilidad del material recogido en la toma, a la calidad de la extensión citológica, a la preservación de la muestra, así como a la capacidad diagnóstica de los profesionales. Sin embargo, su especificidad es elevada dado que el diagnostico citológico es un diagnostico morfológico de la lesión.

Condiciones para la toma de citología:

No realizarla:

- Durante la menstruación o ante cualquier otro tipo de sangrado.

- Durante la gestación, los 3 primeros meses postparto o durante el periodo de lactancia materna, salvo situaciones especiales.

- Si existe clínica de infección vaginal, en cuyo caso deben realizarse los cultivos preceptivos, o se esté en tratamiento con medicación intravaginal.

Técnica de la toma citológica:

La citología se realizará mediante una doble toma: exocervical y endocervical, y en ese orden. La toma vaginal carece de utilidad para el cribado del cáncer de cérvix, por lo que solo se utilizará después de una histerectomía total por patología cervical no benigna (citología de cúpula vaginal).

En la actualidad, la citología puede realizarse de forma convencional (extensión del material en portaobjetos) o en base liquida según la opción disponible.

6.2. Prevención del Cáncer de mama:

Introducción:

Es la localización tumoral de mayor incidencia en las mujeres. 1 de cada 11 mujeres en Europa occidental. En España 36 nuevos casos por cada 100000 habitantes/año. Es la primera causa de mortalidad por cáncer en mujeres y un 13% de muertes por cáncer en general. El mayor riesgo encontrado en después de los 50 años y máximo cumplidos los 75 años. Asciende a un 6% los casos encontrados por encima de 60 años . La atención a la patología mamaria y muy especialmente al cáncer de mama, supone un gran reto para nuestro servicio de salud, no solo por su magnitud sino también por los continuos cambios asistenciales que conlleva.

Las recomendaciones que en 2014 ha publicado la *Red de Programas de Cribado de Cáncer* de España, evitando así que mujeres con riesgo bajo o moderado se realicen mamografías de manera innecesaria y fuera del entorno del programa de cribado ha supuesto un avance en el este campo.

Se ha actualizado también el seguimiento radiológico de las mujeres con otros factores de riesgo (mujeres con tratamiento hormonal sustitutivo, mujeres con lesiones histológicas benignas de riesgo y mujeres con cáncer de mama previo) y las pautas de actuacion en las mujeres sintomáticas.

En este protocolo se ha incluido el abordaje de las mujeres con prótesis mamarias estéticas, por ser una realidad social emergente cuyo manejo puede generar incertidumbre a los profesionales sanitarios.

Factores de Riesgo:

- Antecedentes familiares de primer grado de neoplasia mamaria.

- Cáncer de mama previo.

- Primer embarazo después de los 30 años.

- Nuliparidad.

- Menarquia temprana o menopausia tardía.

- Exposición a radiación ionizantes en la juventud.

- Administración de hormonas.

- Enfermedades no neoplásicas de mama.

- Enfermedad fibroquística.

Cribado:

1. MUJERES SIN FACTORES DE RIESGO:

Solo se realizará a mujeres con edades comprendidas entre los 50 y 69 años.

En esta franja de edad, es el *Programa de Detección Precoz de Cáncer de Mama* (**PDPCM**) vigente quien se encarga de citar periódicamente a estas mujeres de acuerdo al protocolo establecido.

Las peticiones de mamografías de cribado que se puedan generar en esta franja de edad, tanto desde Atención Primaria como desde Atención Hospitalaria

La edad de 70 años será considerada como límite para la realización de mamografías de cribado. Por tanto, a partir de esta edad, no se realizarán mamografías en mujeres asintomáticas. Frecuencia de exploración: cada 2 años.

2. MUJERES CON FACTORES DE RIESGO

A) Mujeres con antecedentes familiares de cáncer de mama

La indicación de la mamografía estará en función del nivel de riesgo que tenga la mujer según sus antecedentes familiares

Riesgo bajo o poblacional (Riesgo acumulado a lo largo de la vida de sufrir un cáncer de mama inferior al 15%):

Si cumple alguno de los siguientes criterios:

- Mujer con un familiar de primer grado (madre, hermanas e hijas) diagnosticado de cáncer de mama con más de 50 años.
- Mujer con dos familiares de segundo grado diagnosticados de cáncer de mama con más de 50 años.

Frecuencia de la exploración:

- Anual de 40 a 49 años. El control de estas pacientes se realizará por Atención Primaria, exclusivamente.
- Cada 2 años de 50 a 69 años. El PDPCM es el encargado de invitar a las mujeres en esta franja de edad.

En mujeres con 70 o más años: No solicitar mamografía de cribado.

Riesgo moderado (riesgo acumulado a lo largo de la vida de sufrir un cáncer de mama entre el 15%-20%):

Si cumple alguno de los siguientes criterios:

- Mujer con un familiar de primer grado con cáncer de mama diagnosticado entre 31 y 50 años.
- Mujer con un familiar de primer grado con cáncer de mama bilateral diagnosticado con más de 40 años.
- Mujer con dos familiares de primer grado diagnosticados de cáncer de mama entre 51 y 59 años.
- Mujer con dos familiares de primer y segundo grado diagnosticados de cáncer de mama al menos uno diagnosticado con menos de 50 años.

Frecuencia de la exploración:

- Anual de 40 a 49 años.
- Cada 2 años de 50 a 69 años. El PDPCM es el encargado de invitar a las mujeres en esta franja de edad. En función de la historia familiar podría mantenerse un control anual hasta los 59 años.

En mujeres con 70 años o más: No solicitar mamografía de cribado.

Alto riesgo de cáncer hereditario (riesgo acumulado a lo largo de la vida de sufrir un cáncer de mama superior al 20-25%):

Si cumple alguno de los siguientes criterios:

- Mujer con tres o más familiares de primer y segundo grado diagnosticados de cáncer de mama y/o cáncer de ovario.
- Mujer con dos o más familiares de primer grado:
. Dos casos de cáncer de ovario.
. Un caso de cáncer de mama y otro de cáncer de ovario.
. Un caso de cáncer de mama en el varón y otro de cáncer de mama/cáncer de ovario.
. Dos casos de cáncer de mama diagnosticado antes con 50 años o menos.
. Un caso de cáncer de mama bilateral y otro de cáncer de mama (uno de ellos diagnosticado antes de los 50 años).

- Mujer con un familiar de primer grado con cáncer de mama diagnosticado con 30 años o menos.

- Mujer con un familiar de primer grado con cáncer de mama y cáncer de ovario en la misma mujer.

- Mujer con un familiar de primer grado con cáncer mama bilateral diagnosticado con 40 años o menos.

Frecuencia de la exploración: igual a caso de riesgo moderado.

Método de Cribado:

- Ecografía:
    - Utilización principalmente en mujeres jóvenes, con mamas densas, para diferenciar el contenido sólido del líquido
    - De guía para la PAAF.
- Mamografía:
    - Único procedimiento que ha demostrado que disminuye la mortalidad.

Conclusiones:

Buena evidencia de que el cribado poblacional en mujeres de > 50 años, con mamografía de doble proyección, y periodicidad bienal, reduce la mortalidad.

La búsqueda oportunista desde las consultas está indicada cuando no exista un programa poblacional y se puedan asegurar los estándares de calidad de la prueba y una adecuada coordinación con el ámbito especializado para evitar demoras en la realización de la biopsia de confirmación diagnóstica.

Capítulo 7:

Programas preventivos de atención primaria parte II:

Dra. E Cerra Calleja

Programa preventivo en el Hombre:

Prevención del Cáncer de Próstata:

Introducción

Es una glándula con la forma de una castaña, que los varones tienen debajo de la vejiga urinaria. Rodea la primera porción de la uretra (conducto que lleva la orina desde la vejiga hasta el exterior). Se encarga de producir el líquido que transporta a los espermatozoides durante la eyaculación. Al envejecer suele crecer, provocando problemas al orinar, sin que ello signifique que se tiene cáncer (es lo que se llama hipertrofia benigna de próstata).

El cáncer de próstata representa la segunda causa de muerte neoplásica en varones después del de pulmón.

El uso sistemático del antígeno prostático (PSA) ha duplicado la incidencia de la enfermedad por diagnóstico precoz.

Distinguimos el cáncer de próstata familiar (FPC) ,del cáncer de próstata hereditario(PCH). En el primero el sujeto o familia cumple criterios de agregación familiar para cáncer, en el segundo se detecta una mutación o un marcador que puede ser rastreado.

Se estima que un 75% de casos de cáncer próstata son esporádicos, un 15-20% son familiares y un 5-10% hereditarios.

Cribado:

La presencia de historia familiar incrementa el valor predictivo positivo de la determinación del PSA en suero , que podría determinarse con una frecuencia anual. En varones con niveles séricos de 3 a 10 ng/ml, la presencia de historia familiar de cáncer de próstata hace necesaria la realización de múltiples biopsias.

En el caso de no existir historia familiar el valor predictivo de PSA disminuye y habría que seguir recomendaciones "generales" : utilizando el tacto rectal y el cociente de PSA libre/ total en el caso de que la PSA sea mayor de 4 ng/ml.

Aunque hay que matizar que no existe un grado de evidencia alto sobre el diagnóstico precoz tanto individualizado como colectivo del carcinoma de próstata ante la falta de historia familiar. Hay que tener en cuenta que la evolución del cáncer de próstata hereditario es más agresiva que el esporádico y la mortalidad es mayor.

Los varones con mayor carga familiar son los que representan máximo riesgo de padecer la enfermedad.

Actualmente la única medida clínica aplicable para reducir la mortalidad del cáncer de próstata en familias con enfermedad hereditaria es el diagnóstico precoz, con el objetivo de diagnosticar la enfermedad en un estadio curable.

Factores de riesgo del cáncer de próstata:
Actualmente se desconoce, pero existen una serie de factores que aumentan la probabilidad de su aparición:

- **edad** (más frecuente en mayores de 50 años).
- **raza negra.**
- **historia familiar** (antecedente de esta enfermedad en el padre o los hermanos).
- **factores ambientales** (exposición al cadmio, caucho, industria textil...).
- **tabaco** (fumador de cigarrillos).
- **vasectomizados.**
- **factores dietéticos** (dieta rica en grasas y deficitaria en vegetales).

Actualmente, no existe clara relación entre esta enfermedad y el crecimiento benigno de la próstata.

¿Qué síntomas produce el cáncer de próstata?
La mayor parte de las veces, pasará desapercibido, y podrá tardar incluso de 15 a 20 años en hacerse notar. Cuando da síntomas, éstos son similares a los del crecimiento benigno de la próstata: sensación de no haber vaciado la vejiga tras orinar, dificultad

para iniciar la emisión de orina, salida del chorro con menor fuerza de lo habitual, orinar varias veces por la noche, ver sangre en la orina...

Sin embargo, otras veces cuando aparece esta clínica, el cáncer estará ya muy avanzado, y se habrá extendido a otras zonas del cuerpo

¿Cómo se diagnostica?

Se suele realizar un tacto rectal, que consiste en palpar la próstata con un dedo enguantado a través del recto, buscando zonas sospechosas. También se realizará una analítica, para ver si una proteína de la próstata llamada PSA (antígeno sérico prostático) , está aumentada más de lo normal, lo que orienta sobre la posible presencia del cáncer. Si se sospecha que existe, se deberá realizar una biopsia, que nos dará el resultado definitivo. Esta, consiste en tomar muestras de la próstata con una aguja guiados por una ecografía, y analizarlas por el microscopio.

¿Cómo se trata el cáncer de próstata?

Variará en función de la edad del paciente y de lo extendida que esté la enfermedad. Si se es joven y el cáncer está localizado en la próstata, se valorará la posibilidad de cirugía (extirpación de toda la próstata), y/o radioterapia local (aplicación de radiaciones para destruir el tumor o disminuir su tamaño).

En el caso de tener edad avanzada, estos tratamientos pueden producir efectos más perjudiciales que la propia enfermedad, por lo que su médico será el que le aconseje que opción considera más oportuna (a veces será mejor vigilarlo con revisiones periódicas y/o tomar fármacos para disminuir el crecimiento del cáncer de próstata). Si el cáncer está extendido a otras zonas del cuerpo, se podrán usar hormonas para mejorar la calidad de vida, y retrasar la progresión de la enfermedad.

Otras opciones serán posibles, siempre encaminadas a la mejora de la calidad de vida del paciente.

¿Es necesario hacerse chequeos para su detección?

Si no se tienen síntomas, no está comprobado que sea útil la realización de pruebas para diagnosticar el cáncer de próstata. En el caso de presentar los síntomas mencionados en este consejo, deberá consultar con su médico.

Programa preventivo en la población general:

Prevención del Cáncer Colo-rectal:

Introducción:

Los planes de Salud Pública siempre se han propuesto aquellos tumores susceptibles de ser sometidos a cribado, por ser un problema de salud pública, y existir una técnica de diagnóstico precoz sensible y específica que mejora su pronóstico.

En enero de 2010 se inició la extensión del programa a toda la Comunidad Autónoma de Cantabria, convirtiéndose en la primera Comunidad Autónoma con una programa de cribado de cáncer colo-rectal.

Es el único en que todas las actividades del cribado se realizan en el mismo Centro de Salud y por el personal del mismo.

A su vez esto fue posible por la elección de un test de sangre oculta en heces cualitativo, similar a los test de embarazo, que puede ser realizado en la misma consulta de enfermería o en casa del paciente, sin necesidad de comprar unos equipos específicos que deben ser ubicados en los hospitales.

Cantabria es la única Comunidad que ha optado por este test y este modelo y ya se ha comprobado que los resultados en cuanto a tasas de detección son iguales que con el test cuantitativo.

Debido a nuestros datos epidemiológicos el programa se dirigió inicialmente a la población de edades comprendidas entre 55 a 69 años.

Población diana:

Ha sido bien establecido un componente genético en el cáncer colo-rectal. No obstante la dieta es el determinante más importante del riesgo. Existen evidencias de que dietas con elevadas calorías totales y grasa, y bajo consumo de frutas, verduras, fibra y calcio, se relacionan con un mayor riesgo de padecer neoplasias de colon.

Por otra parte la mayoría de los cánceres colo-rectales se desarrollan sobre lesiones precursoras (los pólipos adenomatosos) tras 10-15 años de evolución aproximadamente el 10 % de las personas de 50-70 años.

Menos del 10 % de los pólipos se malignizan y algunos incluso pueden regresar y desaparecer. De hecho, los de tamaño menor de 10 mm cada vez más son considerados sin significado clínico, y sin posibilidad de degeneración maligna en la vida promedio de un adulto a la edad en que se detectan.

La relación causal entre adenoma y cáncer se basa en hechos directos e indirectos.

Los hechos anteriores permiten abordar la prevención de este tipo de cáncer, tanto primaria (reducir la incidencia mediante la dieta y los hábitos de vida) como secundaria (diagnóstico en la fase pre-sintomática), tanto en las familias de riesgo como en la población general, detectando los pólipos adenomatosos y los carcinomas in situ mediante cribado, y extirpándolos.

Cribado:

Por sus diferentes características es procedente separar dos tipos de población:

1) Personas sin factores de riesgo :

Carecen de antecedentes familiares y personales de riesgo y su participación en el cribado sólo se define por la edad. Se llaman también de "riesgo medio" porque las de "riesgo bajo" serían las que aún ni siquiera han alcanzado la edad de cribado. Aunque desde el punto de vista individual su riesgo es menor, desde el punto de vista de la Salud Pública el 75-85 % de los nuevos casos de cáncer colo-rectal ocurren en personas sin factores de riesgo , lo que justifica centrar el cribado en esta población.

2) Personas con factores de riesgo:

Las personas con antecedentes familiares de cáncer colo-rectal, o pólipos adenomatosos de alto riesgo, o antecedentes personales de ureterosigmoidostomía, enfermedad inflamatoria intestinal crónica, u otras patologías del colon que predisponen al cáncer, tienen un mayor riesgo.

Estos casos serán detectados en Atención Primaria y especializada, y seguirán el protocolo de cribado. En todos los casos las colonoscopias se suspenderán a los 75 años, salvo que exista a criterio médico alguna circunstancia que aconseje suspenderlas antes .

Criterios de Amsterdam y de Bethesda:

CRITERIOS DE AMSTERDAM II (para diagnóstico clínico).

• Tres o más familiares afectos de una neoplasia asociada al CCHNP (colo-rectal, de endometrio, intestino delgado, uréter o pelvis renal), uno de ellos familiar de primer grado de los otros dos.

• Dos o más generaciones sucesivas afectas.

• Uno o más familiares afectos de CCR diagnosticado antes de los 50 años.

• Exclusión de la PAF (poliposis adenomatosa) en los casos de cáncer colo-rectal.

CRITERIOS DE BETHESDA MODIFICADOS (alta probabilidad de padecer CCHNP).

• Pacientes con CCR pertenecientes a familias que cumplen los criterios de Amsterdam.

• Pacientes con 2 neoplasias asociadas al CCHNP, incluyendo CCR sincrónico o metacrónico, y en otras localizaciones (endometrio, ovario, estómago, hepatobiliar, intestino delgado, uréter o pelvis renal).

• Pacientes con CCR y un familiar de primer grado con CCR, neoplasia extracolónica asociada al CCHNP adenoma colorrectal; uno de los cánceres diagnosticado antes de los 50 y el adenoma antes de los 40 años.

• Pacientes con CCR o cáncer de endometrio diagnosticado antes de los 50 años.

• Pacientes con CCR en colon derecho e histológicamente indiferenciado, diagnosticado antes de los 50 años.

• Pacientes con CCR tipo células en anillo de sello (más del 50 % de éstas células) diagnosticado antes de los 50 años.

• Pacientes con adenoma colorrectal diagnosticado antes de los 40 años.

PAF = Poliposis adenomatosa familiar. CCHNP = cáncer colo-rectal hereditario no polipoide. CCR = cáncer colo-rectal.

En los síndromes familiares se intentará en el caso índice hacer el diagnóstico genético,y en los positivos también a sus familiares. Aunque el coste unitario del análisis genético es mayor que el de la endoscopia, el balance total es menor ya que permite omitir las endoscopias de los negativos, y ha demostrado ser coste-efectivo.

Prevención primaria:

Datos epidemiológicos implican la alimentación hipercalórica y rica en grasas animales como el factor causante más importante. No se ha podido demostrar que la alimentación rica en fibra alimenticia, fruta y verduras prevengan la aparición o recurrencia del cáncer colorectal.

Sería una medida de prevención fomentar una dieta saludable ,el abandono del tabaco y del consumo excesivo de alcohol ,fomentar la actividad física y disminuir el consumo excesivo de calorías, para disminuir la resistencia insulínica responsable de la inflamación de la mucosa intestinal.

Nuevos estudios acerca del uso de la aspirina en la prevención de adenomas colorectales, sugieren que sí han demostrado prevenir CCR en personas de alto riesgo pero no está claro ni a que dosis ni cuanto tiempo.

Prevención secundaria:

La estratificación en función del riesgo individual de padecer CCR es necesaria para establecer una adecuada vigilancia.

- RIESGO BAJO: Individuos menores de 50 años sin antecedentes familiares de adenoma o CCR. No esta indicado hacer ninguna prueba de cribado, pero sí recomendaciones de prevención primaria.

- RIESGO MEDIO: Individuos de 50 años o más sin antecedentes familiares ni personales de adenoma o CCR. Este grupo de población debería incluirse dentro de los programas autonómicos de cribado de cáncer colorectal poblacionales.

Existen distintas extrategias:

Test de sangre oculta en heces (SOH): cada dos años desde los 55 a los 69 años.

- RIESGO ALTO: Individuos de cualquier edad con antecedentes personales o familiares de adenomas, CCR o enfermedad inflamatoria intestina. Indicada la colonoscopia cada 5 años en el caso de familiares de primer grado, y cada 2 años en el caso de individuos con antecedentes personales. En el caso de familiares de segundo grado lo indicado es la determinación de SOH y proceder en el caso de positivo.

Bibliografía:

1. El origen de las especies (C. Darwin, 1988).

2. Principios de bioqúimica (Lehninger, 2007).

3. Wikipedia online.

4. El lenguaje de la vida: el ADN y la revolución de la medicina personaliza- da   (Francis S. Collins, 2011)

5. Escala analgésica de la OMS. Ministerio de sanidad y consumo 2014.

6. Patrones de solución de problemas (M.F. Rubinstein,1975).

7. Guías clínicas fisterra. www.fisterra.es

8. Tratado de geriatría para residentes. Sociedad Española de Geriatría y Gerontología (SEGG).www.seg.es

9. Protocolos de la consejería de sanidad y consumo de la comunidad de Cantabria.

10. Historia Ilustrada de la medicina, (Angel Rodríguez Cabezas, Mº Isabel Rodriguez Idígoras, editorial Alzagara, 1996)

11. Guía tabaquismo SEMFYC (sociedad Española de medicina familiar y comunitaria). www.semfyc.es

12. Programa de detección precoz de cancer colo-rectal en Cantabria. (segunda edición).

Desde la revolución del ADN a la práctica clínica actual:

Edita:
Alicia Ruiz Cosío. Especialista en medicina familiar y comunitaria.
Evangelina Cerra Calleja. Especialista en medicina familiar y comunitaria.